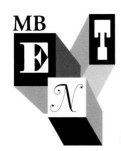

JN115563

編集企画にあたって……

「局所麻酔の世界へようこそ」

全身麻酔には患者からすると無痛で恐くない，医師の立場からは手術時間の制限が緩く急ぐ必要がない，若手に教えやすい，麻酔や入院での増収が見込まれるなどのメリットがあります．私が研修を始めた1988年は，まだ医局の先輩から扁桃摘出やアデノイドを局所麻酔で行った話を武勇伝のように聞くことができましたが，実際には手術や外科的処置の多くが全麻へと移行した時期でした．

局麻は作用時間内に安全に手技を完結させなくてはいけません．局麻下処置にはそもそもの局麻適否の判断，除痛技術，迅速な手技，処置中の患者の状態の把握力，緊急時の対処力のすべてが要求されます．除痛が不完全であったり予想外に手技時間が長くなって麻酔が切れてきたりすれば，患者にとっても術者にとっても辛い状態となり，全麻にすれば良かったかなという思いが頭をかすめることがあるでしょう．そのため全麻と局麻の間はしばしば一方通行で，全麻で行っている手技を要求要素の多い局麻に戻すのは容易ではありません．全麻の安全性が高まったこともあり，多くの手技が全麻に流れていくのは理解できるところです．

私が勤務する東京女子医科大学東医療センターでは，真珠腫や耳硬化症を含め，15歳以上であれば97％の患者を局麻で手術しています．よくストレスの大きな局麻で手術するのはなぜかと問われますが，手術を見学に来た先生方には聴力が確認できて入れ替えも回復も速い局麻のメリットを理解していただけるようです．私が局麻にこだわるのには，2つの大きな理由があります．ひとつは私の師，マリオサンナ先生に言われた「お前は局麻で手術しろ，その方が絶対に良いから」．年間1,000例以上の中耳患者の大部分を局麻下に手術するのを見せていただき，弟子として多くの長所があるこの手術を究めたいという思いは私にとって大きな原動力となりました．もうひとつが大学卒業を控えた義従妹の肝腫瘍手術の立ち会いです．終了を待つ家族と私への最初の説明は，抜管後に回復室で無呼吸となり，意識が戻らないというトラブルの話でした．高次脳機能障害となった彼女は数年を経て亡くなり，全麻のリスクは私の胸に実感として深く刻まれることになりました．

本号では外来局麻処置をテーマに各領域のエキスパートの先生方に執筆を依頼させていただきました．局麻下手技を完結するには相応の知識と技術が要求されます．無理をすれば患者に無用な負担を強いるだけですが，手技を行うための全要素を揃えることができれば，処置と手術の境界は曖昧となり，根治性のない処置をQOLが劇的に改善する手技とすることも可能となります．高価な薬剤やCOVID-19が医療財政を圧迫するなかで本邦の優良な保険システムを次世代へ引き継ぐためにも，本号が適切な外来処置で患者を治す技を磨く一助となれば幸いです．

2021年9月

須納瀬　弘

KEY WORDS INDEX

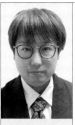

安藤　一義
（あんどう　かずよし）

2005年	聖マリアンナ医科大学卒業
2007年	相模原協同病院初期臨床研修終了 東京女子医科大学麻酔科入局
2011年	同大学博士課程修了 谷津保険病院麻酔科
2012年	東京女子医科大学東医療センター麻酔科，助教
2021年	春日部中央総合病院麻酔科

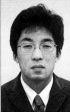

桑島　秀
（くわしま　しげる）

1997年	岩手医科大学卒業 同大学耳鼻咽喉科入局
2003年	同大学大学院修了 同大学，助手
2004年	岩手県立久慈病院
2005年	岩手医科大学耳鼻咽喉科・頭頸部外科，助教

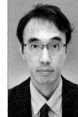

平位　知久
（ひらい　ともひさ）

1994年	広島大学卒業 同大学医学部耳鼻咽喉科入局
1996年	北九州総合病院耳鼻咽喉科
1998年	広島大学医学部耳鼻咽喉科，医員
2001年	尾道総合病院耳鼻咽喉科，部長
2004年	県立広島病院耳鼻咽喉科・頭頸部外科，部長
2019年	同，主任部長

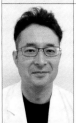

今泉　光雅
（いまいずみ　みつよし）

2002年	福島県立医科大学卒業 同大学耳鼻咽喉科入局
2006年	太田西ノ内病院耳鼻咽喉科，医員
2011年	福島県立医科大学大学院医学研究科修了 米国ウィスコンシン大学留学
2013年	福島県立医科大学医学部耳鼻咽喉科，助教
2017年	同大学医学部耳鼻咽喉科，講師

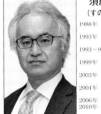

須納瀬　弘
（すのせ　ひろし）

1988年	東北大学卒業 同大学耳鼻咽喉科入局
1993年	同大学大学院修了 同大学耳鼻咽喉科，助手
1993～95年	米国 Boys Town National Reserch Hospital 留学
1999年	イタリア Gruppo Otologico 留学
2003年	東北大学耳鼻咽喉科，院内講師
2004年	東京女子医科大学耳鼻咽喉科，講師
2006年	同，准教授
2010年	東京女子医療センター耳鼻咽喉科，准教授 同，教授

柳　徳浩
（やなぎ　のりひろ）

2014年	聖マリアンナ医科大学卒業
2016年	東京慈恵会医科大学耳鼻咽喉科入局 同大学葛飾医療センター
2018年	JA長野厚生連佐久総合病院佐久医療センター
2020年	東京慈恵会医科大学附属病院，助教

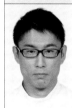

北　幸紘
（きた　ゆきひろ）

2011年	杏林大学卒業 同大学医学部付属病院臨床研修
2013年	同大学形成外科入局
2015年	東京西徳州会病院形成外科
2016年	国立がん研究センター中央病院形成外科，レジデント
2018年	杏林大学形成外科，助教

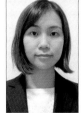

髙田　菜月
（たかだ　なつき）

2014年	岐阜大学卒業 同大学医学部附属病院初期研修
2016年	同大学耳鼻咽喉科入局
2017年	大垣市民病院耳鼻咽喉科
2019年	岐阜県総合医療センター耳鼻咽喉科
2020年	国立成育医療研究センター耳鼻咽喉科

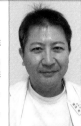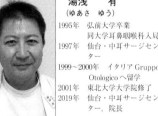

湯浅　有
（ゆあさ　ゆう）

1995年	弘前大学卒業 同大学耳鼻咽喉科入局
1997年	仙台・中耳サージセンター
1999～2000年	イタリア Gruppo Otologico へ留学
2001年	東北大学大学院修了
2019年	仙台・中耳サージセンター，院長

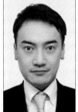

木村　優介
（きむら　ゆうすけ）

2011年	日本大学卒業
2013年	同大学耳鼻咽喉科入局
2018年	同大学大学院修了 東京女子医科大学東医療センター耳鼻咽喉科，助教
2019年	日本大学耳鼻咽喉科，助手

濵之上泰裕
（はまのうえ　やすひろ）

2011年	杏林大学卒業 同大学医学部付属病院初期臨床研修
2013年	同大学医学部耳鼻咽喉科学教室入局
2018年	同，助教
2020年	東京女子医科大学東医療センター耳鼻咽喉科，助教
2021年	杏林大学医学部耳鼻咽喉科学教室，助教

WRITERS FILE ライターズファイル（50音順）

CONTENTS 耳鼻咽喉科外来処置での局所麻酔

編集企画／須納瀬　弘
東京女子医科大学
東医療センター教授

Monthly Book ENTONI　No. 264／2021. 11　目次

編集主幹／小林俊光　曾根三千彦

【ENTONI®（エントーニ）】
ENTONIとは「ENT」（英語のear, nose and throat：耳鼻咽喉
科）にイタリア語の接尾辞 ONE の複数形を表す ONI をつけ，
耳鼻咽喉科領域を専門とする人々を示す造語．

Monthly Book
エントーニ
ENTONI
No.236

大好評

MB ENTONI No.236　2019年9月　増大号
174頁　定価5,280円（本体4,800円＋税）

早わかり！
耳鼻咽喉科診療ガイドライン，手引き・マニュアル—私の活用法—

編集企画　順天堂大学名誉教授　市川銀一郎

すでに精読した先生方は内容を再確認するため、またこれから読もうとする先生方にはまずその概略を知っていただくために、各分野に造詣の深い先生方に解説いただき、私の利用法も掲載！！

☆ CONTENTS ☆

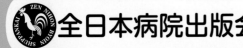
全日本病院出版会　〒113-0033 東京都文京区本郷 3-16-4　Tel：03-5689-5989
www.zenniti.com　Fax：03-5689-8030

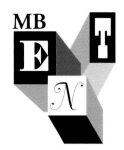

◆特集・耳鼻咽喉科外来処置での局所麻酔

局所麻酔薬の基本的知識と アクシデントへの対策

安藤一義*1　小森万希子*2

Abstract　効果的で安全な局所麻酔を行うには，薬剤の種類と作用機序，力価，発現・持続時間，毒性，代謝や極量などの基礎的知識を理解する必要がある．アミド型・エステル型の局所麻酔薬の構造的特徴と主たるレセプターである Na チャネルの物理化学的特徴から，局所麻酔薬の特性について理解をしなければならない．また，臨床医は局所麻酔薬を使う際に起こりうる有害事象も認識し，有事の際には速やかに対応しなければならない．そのため，局所麻酔薬中毒などについての理解も必要である．局所麻酔薬中毒についての原因，診断と症状，予防，治療や，その他の局所麻酔薬に関連する有害作用として，神経障害，迷走神経反射，アナフィラキシー，添加アドレナリンによる副作用などについても認識が重要である．

Key words　局所麻酔(local anesthetics)，電位依存性 Na チャネル(voltage-gated sodium channel；VGSC)，薬物特性(pharmacological properties)，毒性(toxicity)，アレルギー(allergy)，局所麻酔薬中毒(local anesthetic systemic toxicity；LAST)

はじめに

　本邦で，一般によく臨床で用いられる局所麻酔薬はアミド型である．浸潤麻酔で用いるリドカイン・メピバカイン，硬膜外麻酔で用いるレボブピバカイン・ロピバカイン，脊椎麻酔で使われるブピバカイン，これらはすべてアミド型の局所麻酔薬である．エステル型の局所麻酔薬の使用頻度は低い状況である．これは，アミド型ではアレルギーの頻度が低い一方で，エステル型ではアナフィラキシーの報告が多かったことに由来する．しかしながら，アミド型でもバイアル型は防腐剤メチルパラベンがアレルゲンとなる可能性が示唆されている．本稿では，局所麻酔薬の基本的な知識とともに，局所麻酔薬に関連する有害作用や局所麻酔薬中毒などのアクシデントへの対策について述べる．

局所麻酔薬の基本的知識

1．構造式(図1)

　ここで，局所麻酔の構造式について簡単に触れておく．局所麻酔は，芳香環・中間鎖・アミン基から構成され，中間鎖がエステル結合かアミド結合かによって，エステル型あるいはアミド型といわれている．エステル結合は，代謝されやすく作用時間は短くなっている．一方で，アミド型は安定性が高くなっている．また，芳香族部分は脂溶性を有し，アミンが親水性に関与する[1]．

　局所麻酔のアミンは，水素イオンの結合しやすい部位があり，水素イオンが結合したものを陽イオン型といい，結合していないものを非イオン型(塩基型)という．

2．Na チャネルについて

　局所麻酔の主な標的は Na イオンチャネルである．そこでまず Na チャネルについて説明する．

---

*1 Ando Kazuyoshi，〒344-0063 埼玉県春日部市緑町5-9-4　春日部中央総合病院麻酔科
*2 Komori Makiko，東京女子医科大学東医療センター麻酔科，教授

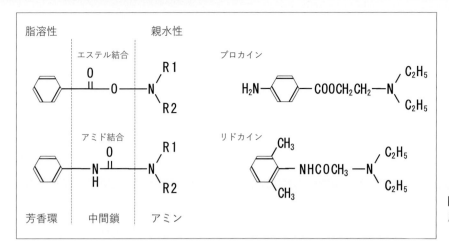

図 1.
局所麻酔の基本構造

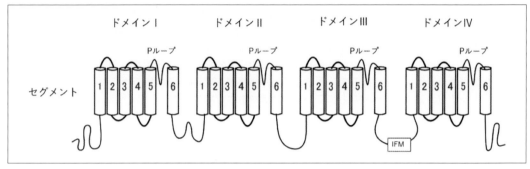

図 2. 電位依存性 Na チャネルの α サブユニット

電位依存性 Na チャネル（VGSC）は，1 つの α サブユニットと複数の β サブユニットからなり，α サブユニットは 4 つのドメインから形成される（図 2）.

ドメインは，セグメント 1〜6（S1〜6）までの 6 つの膜貫通部より構成され，S4 が膜電位変化のセンサーとしての機能を持ち，S6 は膜電位の上昇に伴い構造変化し活性化ゲートとして機能する．不活性化にはドメインⅢとドメインⅣの間の細胞内ループ上の IFM 配列（イソロイシン，フェニルアラニン，メチオニン）がポア（イオン通過孔）を蓋することで起こると考えられている．

S5 と S6 間には P ループが存在し，これがポアの内壁に突出しイオン選択フィルターの役割を担う[2]〜[4].

3．局所麻酔の標的

局所麻酔は Na チャネルに細胞内から結合することによって作用を示す（図 3）.

リン脂質の二重膜で構成された神経細胞膜は糖タンパクが埋め込まれ，イオンチャネルとしてポアを空けて必要に応じてイオンを通過させている．局所麻酔はこのリン脂質を通過する際，非イオン型（B：塩基型）で通過し，再び陽イオン型（BH$^+$）となり，Na チャネルに結合し，チャネルのポアを塞ぐあるいはゲート機能不全を起こすことにより，結果 Na 流入を防ぎ，末梢神経細胞の活動電位の発生を抑制する（図 4）.

4．局所麻酔の作用発現・力価・持続時間・毒性・代謝

1）作用発現

局所麻酔は，B + H$^+$ ↔ BH$^+$ と平衡状態にあり，解離係数 Ka は，

$$Ka = \frac{[B][H^+]}{[BH^+]}$$であり，酸性になると（H$^+$ が増えると），Ka を一定とするように陽イオン型 [BH$^+$] が増える．臨床では，リドカインにメイロンを加えて（0.05〜0.1 mEq/l），H$^+$ を下げることにより，[B] すなわち塩基型を増やし，細胞膜を速く通過させることにより，効果の発現を早める工夫をしている．

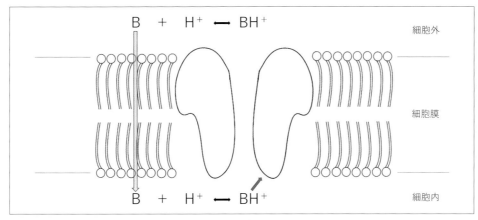

図 3. 局所麻酔の到達経路

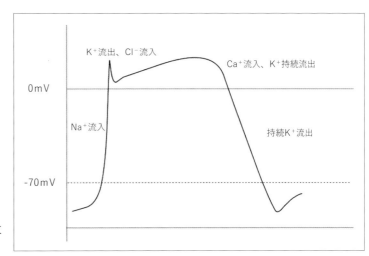

図 4.
Na チャネルの活動電位

$$pH = pKa + \log\frac{[B]}{[BH^+]}$$

であるから，[B] と［BH$^+$］が同じ量になるときの pH = pKa である．言い換えると，pH が pKa の時，塩基型と陽イオン型が同じになる．

例えば，リドカインの解離定数 pKa は 7.9 であるので，pH7.9 の時は塩基型と陽イオン型が 50% ずつとなり，pH7.4 では，塩基型が 25% となることが知られている．一方で，ブピバカインの解離定数 pKa は 8.1 であり，ブピバカインは pH7.4 では，15% ほどしかなく，リドカインが，塩基型が多く作用発現が早い局所麻酔であることがうかがえる（表 1）．炎症部位では，pH が低くなり，塩基型が少なくなるため細胞膜を局所麻酔が拡散していかず作用が減弱することも理解ができる[1)5)]（図5）．

2）力　価

芳香環上のアルキル基の長さ（炭素鎖の多さ）や第三級アミンを修飾するアルキル置換基により脂溶性が増す．脂溶性が増すと細胞膜を通過しやすく，チャネルタンパク内の脂溶性部への結合が強くなり，麻酔の力価は強くなり，持続時間も長くなる（表 1）．

3）持続時間

局所麻酔薬は，血漿中や組織中の蛋白と結合していると不活性化の状態で存在する．活性を持つのは，蛋白と結合していない非結合型のものである．一方で，局所麻酔薬の蛋白結合率が高いと Na チャネルも糖蛋白であるから，長時間結合し，持続時間が長くなる[6)]．プロカインは持続時間が短く，ブピバカインなどは持続時間が長いのは蛋白結合率の違いによるものである．プロカインは蛋

表 1. 局所麻酔薬の物理化学的特性

	薬剤名	分子量	脂溶性	蛋白結合率	pKa	作用発現	持続時間	麻酔力価	全身毒性
エステル型	コカイン	303			8.8	中等度	中等度	2～3	2～3
	プロカイン	236	100	6	8.9	遅い	短い	1	1
	テトラカイン	264	5822	76	8.5	遅い	長い	5～10	12
	クロロプロカイン	271	810		8.7	速い	短い	2.4	0.5
アミド型	リドカイン	234	336	64	7.9	速い	中等度	4	1.5
	メピバカイン	246	130	78	7.6	速い	中等度	2～3	0.75
	ブピバカイン	288	3420	96	8.1	やや遅い	長い	16	4
	ジブカイン	343		94	8.5	遅い	長い	16	10～20
	ロピバカイン	275	775	94	8.1	やや遅い	長い	16	
	レボブピバカイン	325	3420	95	8.1	やや遅い	長い		

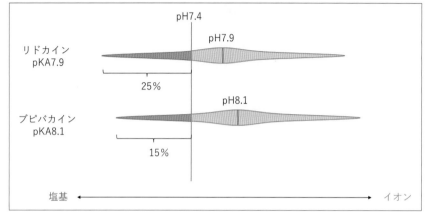

図 5.
pH7.4時の塩基型とイオン型
の割合イメージ図

白結合率が6%，その他の局所麻酔は60～95％程度である（表1）．

光学異性体の持続時間に触れる前に光学異性体について簡単に説明すると，光学異性体は，不斉炭素原子に直接結合している4つの置換基の原子のうち，原子番号が高い順に番号をふり原子番号が一番低いものを頂点として，三角錐の底辺側から見たとき，残りの置換基で番号の高い順番が時計回りになっているものがrectusまたはR体，反時計回りがsinisterまたはS体である．旋光性が右旋性は＋，左旋性は－を付与する[6]．

メピバカインやブピバカインやロピバカインなどの光学異性体では，一般に持続時間はS体のほうが長く，痙攣や不整脈誘発作用などの毒性はR体が強いと考えられている．これもまた，蛋白結合率によるものである．ブピバカインは，R（＋）体とS（－）体を1:1で含むラセミ体であるが，S（－）体のみで構成されるレボブピバカインが開発された．

4）毒性（心毒性・神経毒性）

（1）心毒性

局所麻酔はNaチャネルをブロックし神経伝導を遮断してその効果を得る．同様に心筋のNaチャネルもまた抑制する可能性も考えうる．心筋のNaチャネルが抑制されると心筋細胞内へのNaの急速な流入が低下し脱分極が抑制される．その結果，房室ブロックやVT/VFを引き起こす．

脂溶性が高く力価の高いブピバカインやロピバカインなどの局所麻酔は，心毒性（循環虚脱）を起こしやすいといわれている（表1）．1979年Albrightは，ブピバカインの誤注入により起こった心停止とその場合蘇生が困難であることを報告した[7]．今では，ブピバカインの心毒性は蘇生困難と知られるに至ったが，これもブピバカインの蛋白結合率が高いためである．組織蛋白との結合が強く，ブロックなどから回復しないことが蘇生困難の原因となっている．

（2）神経毒性

ここまでpKaや脂溶性，蛋白結合率などから大

まかにそれぞれの局所麻酔の特徴を捉えることができたが，神経毒性についてはなかなか一筋縄ではいかない．局所麻酔の神経毒性が注目されるようになったのは，1991年Riglerらによる持続脊髄硬膜外麻酔後に生じた馬尾症候群4症例の報告などがきっかけである[8]．

1993年にはSchneiderらは脊髄くも膜下麻酔後に一過性根症状（transient neurologic symptoms；TNSあるいはtarnsient radicular irritation；TRI）の報告をし，これらが局所麻酔自体の直接的な神経障害の可能性を示唆した[9]．

その後，局所麻酔の神経障害の毒性の強さは，局所麻酔の種類により違いがあることがわかってきた．神経毒性の強い順に，ジブカイン，テトラカイン，リドカイン，メピバカイン，プリロカイン，ブピバカイン，プロカイン，レボブピバカイン，ロピバカインの順である．こうして，ジブカイン・テトラカインに代わり，脊髄くも膜下麻酔では，神経毒性の低いブピバカインが使われるようになった．リドカインも神経毒性が強いので，局所浸潤麻酔でリドカイン使用時には，脊髄くも膜下投与にならないように気を付けている．局所麻酔の量により部分的に局所麻酔濃度が高くなることで神経障害を起こすと考えられているが，浸潤麻酔程度の量で実際に神経障害を起こすとは考えにくい．

では，このような神経毒性は何によりもたらされるのだろうか．面白いことに局所麻酔の主な機序であるNaチャネルの阻害は関係ないようである．SakuraらはリドカインとブピバカインとNa遮断薬であるテトロドトキシンをラットのくも膜下腔に投与したところ，局所麻酔薬を投与されたラットに機能障害が発生した[10]．神経障害の原因については，局所麻酔のグルタメートの関与やMAPKs（mitogen-activated protein kinases），ミトコンドリア機能不全，局所麻酔薬による細胞膜の変化などの原因が考えられている．

5）局所麻酔の代謝

アミド型は肝臓のチトクロームP450で代謝さ

れ，一方でエステル型は血漿の偽コリンエステラーゼで代謝される[6]．

アミド型の局所麻酔薬であるリドカインでは肝代謝率は高く，代謝酵素活性よりも肝血流の影響が大きくなっている．

肝障害では，アミド型の代謝が落ちることは容易に想像がつくが，エステル型でも肝臓での偽コリンエステラーゼの合成が低下するため代謝が低下する．

腎障害では，アミド型の局所麻酔は影響を受けないが，エステル型では，尿素窒素酸化物が偽コリンエステラーゼを阻害し代謝を遷延させる．

局所麻酔薬に関連する有害作用への対応

1．神経障害

前述のように神経障害は，VGSCとは無関係であり，その機序は不明であるが，高濃度の局所麻酔薬は，神経障害を起こしうるため，高濃度の局所麻酔薬の使用は控える．

2．迷走神経反射

局所麻酔薬によるアレルギーはさほど多くなく，実際には1%前後であり，アナフィラキシーショックの発生に至ってはごく稀である．患者本人がアレルギーと申告するうちのほとんどが，局所麻酔薬を行った際の迷走神経反射（気分不良，血圧低下，徐脈）や局所麻酔に添加されたアドレナリンによる症状（動悸）のことが多い．

そのうち迷走神経反射は，患者が局所麻酔を受ける際に過度に緊張し，交感神経のバランスが崩れることによることが多いので，患者が過度に緊張しない環境作りが必要である．患者をリラックスさせ，安静にすることで自然に治癒する．

3．添加アドレナリンによる副作用

リドカインにアドレナリンを添加して使用することがあるが，これが血管内に誤注入されることによって，頻脈，血圧上昇，不整脈などが起こり得る．誤注入が発生した場合には，必要に応じて酸素投与を行う．安静にすることでほとんどは改善する．耳，指趾または陰茎の麻酔に関して，ア

ドレナリン添加リドカインの使用は，終末動脈の血管収縮による壊死の可能性があるため禁忌とされてきたが，耳と指趾での使用について各学会の要望により 2020 年 12 月から添付文書の禁忌から外れている．

4．アナフィラキシー

局所麻酔薬使用時におけるアナフィラキシーの原因物質は，バイアル製剤に含まれるメチルパラベンやラテックスによる可能性が高い．しかしながら，ごく稀には局所麻酔薬そのものによるアナフィラキシーであることもある．アナフィラキシーが発生すると血管拡張と血管の透過性亢進が起こりショックに陥る．治療が遅れれば死に至る可能性があり，迅速に対応することが必要である[11]．呼吸困難，皮膚の紅潮・瘙痒感・発疹，血圧低下，喘鳴，気管支痙攣，上気道浮腫などを認めれば直ちに応援を要請する．続いて，患者を安静臥床にし，気道確保，酸素投与，静脈ルート確保を行い，嘔吐による気道閉塞の可能性がある場合には側臥位にする．十分な細胞外液の急速輸液を行い，低血圧・徐脈・気道狭窄に応じて，ボスミン 0.2 ml 大腿外側部より筋注を 10～15 分おきに続ける（皮下注射では血中濃度が上がるのに時間がかかりすぎ，静注では不整脈を起こしやすいので注意が必要である）．抗炎症・免疫抑制目的にステロイドの静注も考慮する．具体的にはメチルプレドニゾロン（ソル・メドロール®）125 mg＋生食 50 ml またはハイドロコロチゾン（サクシゾン®）300 mg＋生食 50 ml を投与する．また，抗ヒスタミン薬として，H$_1$ レセプターに対し，クロルフェニラミン（ポララミン®）5 mg/1A 静注，H$_2$ レセプターに対し，ガスター 1A 静注も考慮する．皮膚症状の消退具合や自覚症状を確認し，基本的モニター下に 1 日程度入院させる．

局所麻酔薬中毒の診断と治療

1．局所麻酔薬中毒

1）原　因

局所麻酔薬の血中濃度が中毒閾値を超えた場合に発生する．誤注による血管内直接注入の場合は，少量の投与でも局所麻酔薬中毒をきたす可能性がある．臨床的にはこのケースが多く，症状が劇的である．一方，局所に多量の局所麻酔薬が投与され，緩徐な吸収により次第に血中濃度が上昇して中毒症状をきたす場合には，徐々に症状が進展する．

2）診断と症状と予防

局所麻酔薬の血中濃度が上昇するとその濃度に応じて中枢神経症状が出現する．口唇や舌のしびれ，呂律が回らない，金属の味や異味感，めまい，ふらつき，悪心，多弁，意識障害など様々な症状が現れる．症状と血中濃度の関係は，リドカインでよく知られている．それはリドカインが静脈内投与して使われることのある薬剤だからである．リドカインは Vaughan Williams 分類 I b 群の抗不整脈薬であり静注で使用される．他に I a 群にプロカインアミドがあるが，こちらは実際にはプロカインの誘導体で，抗不整脈作用はあるものの局所麻酔作用はない．

リドカインの血中濃度と症状の関係を図示する（表 2）．ここで 50 kg の人に 50 mg のリドカインを静注することを考える．リドカインの初期分布量は 0.5 l/kg であることが知られている．つまり，分布容積は 0.5 l/kg×50 kg＝25 l であるので，血中濃度は 50 mg/25 l＝2 μg/ml となる．

持続投与した場合は，定常状態に達しているとき，Css（定常状態の濃度）＝R（投与速度）/Cl（クリアランス）となる．ここで，リドカインのクリアランスは 10 ml/kg/min である．50 kg の人に 120 mg/h で投与すると

$$\text{Css} = \frac{120}{60}\text{mg/min} \Big/ (10\,\text{m}l/\text{kg/min} \times 50\,\text{kg}) = \frac{2000\,\mu g}{500\,\text{m}l} = 4\,\mu g/\text{ml}$$

となる．リドカインの血中濃度と臨床症状の関係と各種局所麻酔の極量を図示する（表 2, 3）．ここで注意しなければならないのは，極量まで使用しても局所麻酔薬中毒は起こらないと保証するものではなく予防のためには，局所麻酔の使用量は少

表 2. リドカイン血中濃度と副作用

リドカイン血中濃度 (μg/ml)	副作用
2	舌のしびれ
4	めまい
6	視覚・聴覚異常
8	筋肉痙攣
10	意識消失
12	
14	昏睡
16	
18	
20	呼吸停止
22	
24	心血管系抑制

表 3. 局所麻酔薬の極量

局所麻酔極量	
リドカイン	5 mg/kg
メピバカイン	5 mg/kg
ブピバカイン	3 mg/kg
ロピバカイン	3 mg/kg
レボブピバカイン	3 mg/kg

なければ少ないほどよい.

3）局所麻酔薬中毒の治療

　局所麻酔薬中毒が疑われるときには，助けを呼び人員を確保しつつ，初期治療にあたる．呼吸状態・循環状態を確認し必要に応じて，BLS・ACLSを行う.

　局所麻酔薬中毒では様々な症状がみられ，それぞれの主症状に対応していかなくてはならない．痙攣抑制にはベンゾジアゼピン（ミダゾラム）を考慮し，循環不安定時のプロポフォールの使用は循環抑制のため避ける．そもそもプロポフォールは後述する脂肪成分を含むが lipid resuscitation には使えない．不整脈の治療では，Ⅰa 群の抗不整脈薬，βブロッカー，Ca ブロッカーなどは循環動態の悪化を招く恐れがあるため使用しない．局所麻酔薬による不整脈や低血圧や心停止に対する lipid resuscitation の作用機序は，血漿または組織から脂肪性薬物を抽出する lipid sink・ミトコンドリアの代謝改善・脂肪酸の代謝改善など諸説あり不明であるが，その有効性は認められている．Yoshimoto らは，ラットを用いた研究で，ロピバカイン（低脂溶性）とレボブピバカイン（高脂溶性）により誘発される心停止において，誘発量に差はなかったが lipid resuscitation の有効性は，レボブピバカインで高かったと結論づけている[12].

　では，具体的な lipid resuscitation の方法は，20％イントラリピッド®を初回 1.5 ml/kg 投与し，追加は 5 分ごとに 2 回まで行う．続いて 0.25 ml/kg/hr で維持投与する.

文　献

1) Miller RD, Eriksson LI, Fleisher LA, et al：Miller's Anesthesia, 7th Edition. Churchill Livingstone：914-916, 2009.
2) 天谷文昌：局所麻酔薬の作用メカニズム―よく使うからこそ押さえておきたい基本的事項. LiSA, **22**(6)：542-547, 2015.
3) Kandel ER, Schwartz JH, Jessell TM, et al：Principles of Neural Science, 4th Edition. McGraw-Hill Medical：116-123, 1994.
4) Miller RD, Eriksson LI, Fleisher LA, et al：Miller's Anesthesia, 7th Edition. Churchill Livingstone：920-923, 2009.
5) 松本美志也：局所麻酔薬総論. 日臨麻会誌, **28**(5)：723-731, 2008.
6) Davies NJH, Cashman JN：Lee's Synopsis of Anaesthesia, 13th Edition. Elsevier Health：374-382, 2006.
7) Albright GA：Cardiac arrest following regional anesthesia with etidocaine or bupivacaine. Anesthesiology, **51**(4)：285-287, 1979.
8) Rigler ML, Drasner K, Krejcie TC, et al：Cauda equina syndrome after continuous spinal anesthesia. Anesth Analg, **72**(3)：275-281, 1991.
　Summary 持続脊髄くも膜下麻酔後に馬尾症候群をきたした 4 症例を報告し，局所麻酔薬の大量投与により馬尾領域に蓄積したためであると考えられた．以後，局所麻酔薬による神経障害が認識されはじめるきっかけとなった論文である.
9) Schneider M, Ettlin T, Kaufmann M, et al：Transient neurologic toxicity after hyperbaric subarachnoid anesthesia with 5% lidocaine. Anesth Analg, **76**(5)：1154-1157, 1993.
10) Sakura S, Bollen AW, Ciriales R, et al：Local anesthetic neurotoxicity does not result from blockade of voltage-gated sodium channels. Anesth Analg, **81**(2)：338-346, 1995.
　Summary ラットの髄腔内に局所麻酔（リドカイン・ブピバカイン）と Na チャネルブロッカー（テトロドトキシン）を投与し，局所麻酔で

は機能障害が生じたが，Na チャネルブロッカーでは生じないため，局所麻酔の神経毒性が Na チャネルによるものではないと結論づけた.

11) Sampson HA, Muñoz-Furlong A, Bock SA, et al：Symposium on the definition and management of anaphylaxis：summary report. Allergy Clin Immunol, **115**：584-591, 2005.
12) Yoshimoto M, Horiguchi T, Kimura T, et al：Recovery From Ropivacaine-Induced or Levo-bupivacaine-Induced Cardiac Arrest in Rats：Comparison of Lipid Emulsion Effects. Anesth Analg, **125**(5)：1496-1502, 2017.

Summary　脂質エマルジョン療法はロピバカイン誘発心停止よりレボブピバカイン誘発心停止で有効であった．これは脂溶性による違いと考察されている.

大好評増刊号!!

Monthly Book
ENTONI
エントーニ
No.218

2018年4月増刊号

耳鼻咽喉科における
新生児・乳幼児・
小児への投薬 —update—

■ 編集企画　守本倫子（国立成育医療センター医長）

198頁，定価（本体価格 5,400 円＋税）

多くの小児患者を診るエキスパートの執筆陣が，実際の臨床で遭遇する小児患者への対応，小児特有の耳鼻咽喉科疾患に対する薬物治療の最新知識などをわかりやすく解説！！

☆ CONTENTS ☆

全日本病院出版会
〒113-0033　東京都文京区本郷 3-16-4　Tel：03-5689-5989
www.zenniti.com　　　　　　　　　　　　Fax：03-5689-8030

MB ENT, 264：10-16, 2021

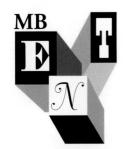

◆特集・耳鼻咽喉科外来処置での局所麻酔

小児における外来処置と局所麻酔
—コツと注意点—

高田菜月*1　守本倫子*2

Abstract　小児の外来処置では，本人の苦痛や不安が少なくなるように努めることが重要である．小児は一度恐怖を覚えると診察の協力を得ることが難しくなり，安全に処置を行うことが困難になる．事前に行う処置について説明をし，理解してもらったうえで行うか，または養育者に同意を得たうえで抑制して処置を行うしかない．あまりに恐怖を感じるようであれば，無理せず全身麻酔下に行うことも検討すべきである．ただし，児の全身状態によっては全身麻酔そのものが困難なこともあるため，適切な判断が必要となる．侵襲のある処置を行う場合は，必ず既往や現在服用している薬なども含めた全身状態の評価を行うことが重要である．局所麻酔薬を使用する際は，体重に合わせて最大用量を確認し，鎮痛効果が得られればなるべく少ない用量にとどめる．小児の基本的な処置において当院で行っている工夫と，局所麻酔薬の使用量について概説する．

Key words　小児耳鼻咽喉科(pediatric otorhinolaryngology)，耳垢(cerumen impaction)，鼓膜チューブ挿入術(insertion of ventilation tube)，異物(foreign bodies)，リドカイン(lidocaine)

はじめに

小児の外来処置では，本人の苦痛や不安が少なくなるように努めることが重要である．小児は一度恐怖を覚えると診察の協力を得ることが難しくなり，安全に処置を行うことが困難になる．養育者にはもちろんだが，患児にもどうして処置が必要なのか，どのような処置を行うのかを説明してから処置を行うようにする．また，安全に処置ができるよう体の固定も工夫が必要である．自制が難しい場合は，局所麻酔での処置を無理して行うのではなく，全身麻酔下での処置も検討される．今回は小児の外来処置について，当院で行っている工夫について記述する．

診察時の体の固定方法

1．通常の診察

養育者の膝の上に座ってもらい，患児の足を養育者の足ではさみ，腕や肩も抱え込むようにして養育者に押さえてもらう．養育者も椅子に深く腰掛け，背をしっかり背もたれにつけるようにする．介助者は患児の頭部を押さえて，養育者の胸に押し付けるような形で固定する(図1)．

2．体の固定が困難な場合

自制が難しく安全に処置ができないと判断した場合は，当院では処置用ベッドに移動して抑制用ネットで全身を固定している．介助者が頭部固定を行い，処置を行っている(図2, 3)．処置用ベッドからはテレビもみられるようにしてあり，なるべく子どもたちが落ち着ける環境づくりを心掛け

*1 Takada Natsuki，〒 157-8535 東京都世田谷区大蔵 2-10-1　国立成育医療研究センター耳鼻咽喉科
*2 Morimoto Noriko，同，診療部長

ている．成人数人でも固定ができない症例（コ
ミュニケーションの難しい年長児）や，精密な操
作が必要だが児の協力が得られず外来での処置が
危険と判断した場合は，無理せず全身麻酔下での
処置を検討する．

3．顕微鏡や内視鏡を使用する場合

可能であれば顕微鏡や内視鏡の画面を本人に見
せながら処置するとよい．子どもは自分の見えな
いところで何をされるかわからない状況に恐怖を

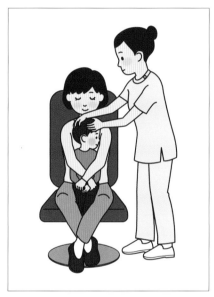

図 1．体の固定方法

感じる．画面を見ることで，今何をしているのか
が見えると安心でき，さらに自分の耳内や咽頭が
みえると興味をもち大人しくなる場合も多い．

耳垢栓塞

1．耳垢の除去方法

小児では外耳道が狭く，体動が多いため操作が
難しい．特に，ダウン症は外耳道が狭く，耳処置
が困難な場合も多い．繊細な操作が難しいため，
麦粒鉗子やローゼン探針のように先端が鋭利な微
細器具を用いるより，耳垢鉗子や鑷子を用いるの
が安全である．耳鏡を入れずに耳介を後方へ牽引
して視野を確保したほうが，スペースができて耳
垢処置がしやすい場合も多い．

2．吸引操作

吸引操作は音が大きいため小児は怖がる場合も
多く，まず患児の手掌や耳介を吸引してみて痛み
がないことを確認させ，安心させてから行うとよ
い．大きな音がするが痛みがないことを声かけな
がら処置を行う．

3．耳垢が硬い場合

綿棒に3%過酸化水素水（オキシドール）や生理
食塩水をつけて耳垢を柔らかくしてから除去する
と容易に摘出できることがある．それでも耳垢が
硬くて困難な場合はあまり無理をせず，耳垢水を

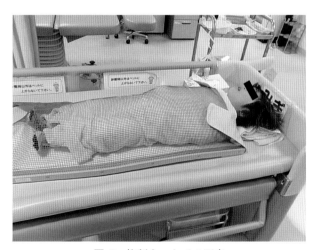

図 2．抑制ネットでの固定
（ご家族の許可を得て写真掲載）

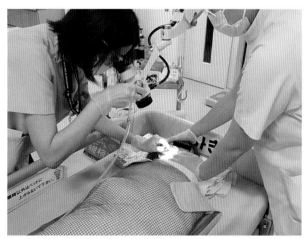

図 3．抑制ネット使用下での処置
（ご家族の許可を得て写真掲載）

使用して数日耳浴してきてもらい，耳垢を柔らかくしてから処置すると安全である．ただし，耳垢水は鼓膜穿孔がある場合は禁忌であるため，その場合は抗菌薬の入った点耳薬を使用する．処置を行う日に，診療の待ち時間の間に点耳薬を入れておいてもらうと処置時間が短縮できる．

4．定期的な耳垢処置が必要な症例
1）耳垢がたまりやすい児（特に湿性耳垢の場合）

プールが始まり外耳道内に水が入ると，耳垢がふやけて耳栓のような状態となり，難聴をきたす場合がある．数ヶ月に1回は耳垢処置を行い，特にプールが始まる夏前に処置をするとよい．

2）補聴器装用児

補聴器の耳栓によって耳垢が奥に押し込まれ，外耳道を閉塞させてしまう場合がある．装用閾値を安定させるため，定期的な耳垢除去を必要とする[1]．

5．新生児の耳垢

新生児についてだが，「耳が臭う，黄色の膿がでる」との訴えで受診する場合がある．新生児期には外耳道に胎脂が残っており，耳垢のようにみえることがある．胎脂は皮膚を乾燥から守る働きがあるため，無理に除去する必要はなく鼓膜の観察が可能な程度に吸引除去すればよい．新生児には骨部外耳道がなく鼓膜が浅い位置にあるため処置には注意を要する[1]．

鼓膜切開，鼓膜チューブ挿入術

急性中耳炎や滲出性中耳炎に対して鼓膜切開術が必要となるケースがある．基本的には小児急性中耳炎診療ガイドライン[2]，小児滲出性中耳炎診療ガイドライン[3]に基づいて治療法を選択していく．口蓋裂やダウン症，複数回チューブ挿入術を必要としている場合など，滲出性中耳炎がながく持続することが予想される場合は長期型の鼓膜チューブを選択する．

1．麻酔方法

安静が保てる場合，鼓膜チューブ挿入術は小児

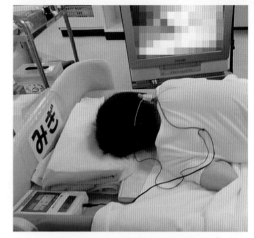

図4．イオン浸透式鼓膜麻酔
（ご家族の許可を得て写真掲載）

も局所麻酔下に施行が可能である．当院では鼓膜穿孔のない場合，処置用ベッドでイオン浸透式鼓膜麻酔（イオントフォレーゼ）による局所麻酔を施行しており，麻酔中にテレビをみることができる環境となっている（図4）．当院のイオン浸透式鼓膜麻酔では4%塩酸リドカイン液4 mlと3,000倍希釈のアドレナリン2 mlを混合したもの1〜2 ml程度使用している．安静が保てない場合は，全身麻酔下での鼓膜チューブ挿入術が検討される．

2．内服薬の確認

心臓の合併症などでアスピリンなどの抗血小板薬を内服している場合がある．抗血小板薬を継続のまま鼓膜切開を行うと出血が多くなり苦労する場合がある．内服薬を確認し，抗血小板薬や抗凝固薬など休薬が必要なものがあれば，処方をしている診療科に休薬可能か確認が必要である．アスピリンの場合は1週間休薬すれば，出血のリスクは低くなる．

3．チューブ脱落時の対応

チューブが自然脱落してしまった場合，耳垢がくっついている状態では無理して摘出はしないこととしている．抗菌薬が含まれた点耳薬を自宅で使用してもらい，数日後にチューブを抜去する．チューブ周囲に肉芽ができていることもあり，その場合はステロイドの点耳薬を使用すると肉芽が消退し処置がしやすくなる．一度痛い思いをすると，次の処置のときに暴れてしまい苦労するた

め，あせらず耳垢をふやかしてからチューブを抜
去している．鼓膜切開を何度も施行している場
合，鼓膜が菲薄化していて巨大穿孔をきたす場合
もあるため慎重に抜去する．

4．チューブ挿入後の耳漏

鼓膜チューブ挿入中に耳漏が止まらない場合，
まずは急性中耳炎として抗菌薬の点耳薬や内服薬
を使用し，耳洗浄など局所処置を行う．それでも
改善が乏しい場合は，鼓膜チューブ自体が感染源
となっている可能性があるのでチューブを抜去す
る．3%過酸化水素水（オキシドール）を2倍に希釈
したもので，鼓膜切開孔または鼓膜チューブを介
して鼓室内洗浄を繰り返し行うと耳漏がとまるこ
ともある[4]．

鼻汁吸引

乳幼児は自分で鼻をかむことが困難なため，鼻
汁過多による鼻閉は，哺乳困難や睡眠障害，後鼻
漏による慢性咳嗽の原因となる．鼻の症状が慢性
的に持続すると，耳管や中耳に炎症が及び，急性
中耳炎や滲出性中耳炎をきたす可能性がある．中
耳炎の予防や改善においても鼻汁吸引は重要な処
置である．

1．前処置

成人では鼻汁吸引の前処置として2,000〜
5,000倍希釈のアドレナリン，0.05%プリビナ液
などの血管収縮薬をスプレーまたは綿棒で塗布
し，鼻腔粘膜収縮を行う．これに0.5〜4%のリド
カインを局所麻酔として併用することが多い．小
児の場合は，当院では0.05%プリビナ液，4%リ
ドカインスプレーを準備しているが，小児の場合
は体重も小さいため，4%リドカインスプレーは
使用しないか，ごく少量にとどめることとしてい
る．

2．鼻汁の吸引方法

診察に協力できない乳幼児の場合はオリーブ吸
引管を用いる（図5）．前鼻孔に軽く差し込み，水
平方向から角度を上下にかえて十分に鼻汁を吸引
していく．診察に協力的な児童の場合，鼻用吸引

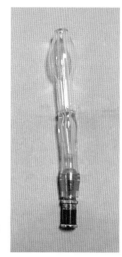

図 5.
オリーブ吸引管

管を用いる．後鼻漏が強く上咽頭までしっかりと
吸引したい場合は6〜8 Frの吸引カテーテルを使
用して後鼻孔付近の鼻汁を吸引除去する[5]．粘性
の鼻汁の場合は，生理食塩水スプレーを自宅で噴
霧してもらうと処置が楽にできる．

喉頭内視鏡

新生児，乳児期の喘鳴の精査目的など，喉頭内
視鏡検査を必要とする場合がある．

1．前処置

オリーブ管での吸引では咽頭を観察しきれない
ことがあるため，特に鼻汁や唾液などが少しでも
貯留している様子が観察されたなら，6〜8 Frの
吸引チューブにてなるべく鼻汁吸引処置をしてか
ら内視鏡検査を行うと，鼻咽腔が観察しやすくな
る．また，喉頭内視鏡の先端に2%リドカインゼ
リーを少量塗布することで，滑りもよくなり痛み
もやわらげることが可能となる．

2．検査時の注意点
1）酸素化低下のリスク

新生児・乳児は軽度の刺激でも酸素化低下をき
たす可能性があり，内視鏡検査に集中していると
顔色不良に気がつかずに検査を継続してしまうこ
ともある．児の全身状態を把握してから検査を行
うこと，担当する小児科医が検査に立ち会うこと
を条件としている．新生児や乳児の場合，また幼
児であっても酸素化不良のリスクがある場合は，
SpO_2 モニターをつけて検査するようにしている．

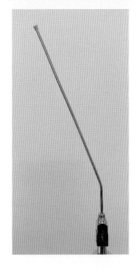

図 6.
ローゼン耳用吸引管の先端に鼓膜チューブを挿入している

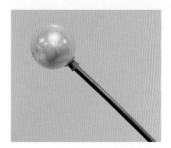

図 7. 球状異物を吸引している

緊急時に対応できるように，酸素ボンベや救急カートは処置室に常備してある.

2）嘔吐のリスク

軽度の刺激で嘔吐するリスクもある. 内視鏡検査で嘔吐をきたすと誤嚥するリスクがあるため，新生児～乳児の場合は哺乳後 1 時間以上時間をあけて検査している.

異 物

外耳道異物，鼻腔異物は 2～3 歳から小学校低学年に多い. 咽頭異物は生後 8 ヶ月～2 歳に多い[1]. 異物の種類，入れた時間，症状などを確認し緊急性を判断する. 特に，ボタン型電池やリチウム電池は早期から粘膜損傷をきたすため，4 時間以内に摘出する必要がある[6]. 事前に養育者から連絡があった場合は，入れたものと同じものがあれば持参してもらい，異物が折れた場合は残りを持参してもらうとよい. 患児の協力が得られない場合や，除去に際し重篤な副損傷や気道異物になる危険性がある場合は，全身麻酔下に摘出する[7].

1．外耳道異物

・小児はビーズなどのおもちゃをはじめ，豆，消しゴム，石など多様な異物を挿入することがある.
・入口部に近い位置の異物や，把持しやすい形状のものであれば，鉗子や鑷子を用いて摘出する. 外耳道と異物の間に隙間がある場合や，異物自体にひっかける部分がある場合，異物鉤で

ひっかけて除去する.
・痛みを伴う場合はイオン浸透式鼓膜麻酔や 4% リドカインで鼓膜と外耳道を麻酔してから処置を行う. ただし，豆類の場合は水分で膨張するため濡らさないほうがよい.
・吸引管先端に鼓膜チューブをつけると，吸引力が増す. 特に，球状異物を摘出するのに適しており，うまく吸引ができず奥に押し込んでしまいそうな場合は，鼓膜チューブを使用すると摘出できる場合もある（図 6, 7）.

2．鼻腔異物

・外耳道異物と同様におもちゃや豆などが多い. 本人の訴えがない場合も多く，膿性鼻汁の出現や，鼻が臭うなどの症状から気づかれることもある.
・鼻粘膜収縮と，表面麻酔を行ってから異物鉤や鋭匙鉗子などを使用して摘出する. 球状異物など滑りやすい異物は咽頭へ落ち込むリスクがあるため注意する.
・鼻内に複数個入れている場合や，反対側にも入れている場合があるため，除去した後も残存がないか内視鏡で確認をする.

3．口腔・咽頭異物

・魚骨が大半を占め，口蓋扁桃に刺さっていることが多い. 舌圧子で舌を押さえ，口蓋弓鉤を用いてさがすと見つかりやすい. 開口が可能であれば，直視下に摘出できることも多い.
・魚骨全体が口蓋扁桃に埋まってしまうこともあり，その場合は口蓋扁桃摘出術を考慮する.
・下咽頭異物の場合は，協力が可能な年長児であれば喉頭内視鏡の処置鉗子を使用して摘出も可能であるが，困難な場合は全身麻酔下での摘出を検討する.

表 1. リドカイン最大用量

麻酔方法	薬品	成人のリドカイン最大用量*	体重 10 kg の場合の最大用量*
浸潤麻酔	0.5%リドカイン （10万倍アドレナリン） 1：100000 アドレナリン （0.01 mg/ml 添加）	5 mg/kg （最大 200 mg まで）	3.3 ml
浸潤麻酔	0.16%リドカイン （30万倍アドレナリン） 1：300000 アドレナリン	5 mg/kg （最大 200 mg まで）	10 ml
浸潤麻酔	0.5%リドカイン （アドレナリンなし）	5 mg/kg （最大 200 mg まで）	10 ml
表面麻酔	2%リドカインゼリー	5 mg/kg	2.5 ml
表面麻酔	4%リドカイン	5 mg/kg 使用目安 80〜200 mg（2〜5 ml）	1.25 ml

＊ここで述べる局所麻酔薬の最大用量とは，これ以上の使用は局所麻酔薬中毒を誘発する危険性が高く，使用してはならない量と考えるべきである．最大用量までは使用してよいという意味ではない

・歯ブラシ・箸・ストローなどをくわえたまま転倒し，咽頭外傷となる場合がある．異物の残存が疑われる場合は，金属やプラスチック異物の場合は CT，木材の場合は MRI を施行する．異物残存がなくてもその後膿瘍を形成するリスクもあるため，必要に応じて造影 CT 施行や抗菌薬治療を行う[1)6)]．

局所麻酔薬（リドカイン）

リドカインは主に局所麻酔薬またはクラス I b の抗不整脈薬として使用される．リドカインはナトリウムチャネルを遮断することで神経の異常興奮を抑制し，鎮痛効果を発揮すると考えられている[8)]．血管内誤投与や薬物が蓄積すると中毒症状が出現する場合があり，投与量には注意が必要である．

1．リドカインの副作用

1）刺激伝導系抑制，徐脈，血圧低下，ショック，意識障害などを生じ，稀に心停止を起こす．
2）中枢神経症状（中毒症状）：初期症状として不安，興奮，多弁，口周囲の知覚麻痺，舌の痺れ，ふらつき，聴覚過敏，耳鳴り，視覚障害，振戦などがあらわれる．症状が進行すると意識障害，全身痙攣があらわれる．
3）アレルギー反応
4）悪性高熱症類似の症状

2．アドレナリン含有リドカイン

局所麻酔時にはアドレナリン含有のリドカインを使用することも多い．アドレナリンは，局所麻酔薬の血管内吸収を低下させ，血中濃度の上昇を抑制し，局所麻酔薬中毒の危険性を低下させる．また小動脈，毛細血管からの出血をコントロールする働きがある[8)]．しかし，血圧上昇，脈拍増加，不整脈などの有害事象が起こることがあり，小児の場合は特に慎重な投与が必要となる[9)]．当院で浸潤麻酔を行う場合は，0.5%リドカイン（10万倍アドレナリン*）を3倍希釈したもの，つまり 0.16%リドカイン（30万倍アドレナリン）を使用し，上限 1 ml/kg として使用している．

＊10万倍に希釈したアドレナリン（1 ml あたり 0.01 mg）を含有している．

3．小児への使用（表1）

1）浸潤麻酔

小児に対してすでに多くの臨床使用経験があるが，最大用量についての有用なエビデンスもないため，健康成人の体重当たりの最大用量より少なくすることが望ましい．日本麻酔科学会ガイドライン[8)]では，リドカインによる浸潤麻酔の場合，成人の最大用量は 5 mg/kg，合計 200 mg までとなっている．体重 10 kg の場合，リドカイン最大用量は 50 mg という計算になるが，小児の場合，血流の多い組織では吸収が早く血中濃度が上昇しやすいため，鎮痛効果の得られる少ない量にとどめる．当院では 0.16%リドカイン（30万倍アドレナリン）を使用しており，リドカインに対してよりも，アドレナリンに対して上限が決まってい

る．体重10kgであれば上限10ml(リドカイン16mg, アドレナリン0.033mg)となる．アドレナリンを含有していないリドカインであれば，もう少し多い量を使用することも可能である．

2）表面麻酔

イオン浸透式鼓膜麻酔や鼻処置の際には4%リドカイン塩酸塩液を使用している．成人では80〜200mg(2〜5ml)が目安となるが，体重10kgで計算すると，最大用量はリドカイン50mg(1.25ml)となり注意を要する．鼓膜麻酔に使用するときは，麻酔後はしっかりと薬液を吸引除去する．鼻粘膜からの吸収は比較的早いため用量に注意する．

また，鼻粘膜収縮を目的とした外用薬として，成人の場合は3,000倍アドレナリンを使用することが多い．当院では，アドレナリン外用薬で鼻粘膜収縮を行う場合，鼻粘膜からの吸収は比較的早いことを考慮して，浸潤麻酔と同じ濃度のアドレナリン含有リドカインを，同じ基準で使用している．つまり，0.16%リドカイン(30万倍アドレナリン)を1ml/kgまでの使用にとどめている．

おわりに

小児は安静が保てないことが多いため外来で行える処置には限界がある．事前に行う処置について説明をし，理解してもらったうえで行うか，または養育者に同意を得たうえで抑制して処置を行うしかない．あまりに恐怖を感じるようであれば，無理せず全身麻酔下に行うことも検討すべきである．ただし，児の全身状態によっては全身麻酔そのものが困難なこともあるため，侵襲のある処置を行う場合は必ず既往や現在服用している薬なども含めた全身状態の評価を行うことが重要である．

参考文献

1) 日本耳鼻咽喉科学会(編)：小児耳鼻咽喉科　第2版：434-450, 金原出版, 2017.
2) 日本耳科学会, 日本小児耳鼻咽喉科学会, 日本耳鼻咽喉科感染症・エアロゾル学会(編)：小児急性中耳炎診療ガイドライン　2018年版. 金原出版, 2018.
3) 日本耳科学会, 日本小児耳鼻咽喉科学会(編)：小児滲出性中耳炎診療ガイドライン　2015年版. 金原出版, 2015.
4) 宇野芳史：小児急性中耳炎の難治性耳漏に対する3%過酸化水素水(オキシドール)2倍希釈液による耳洗浄の有効性について．Otol Jpn, **16**(5)：576-581, 2006.
   Summary 抗菌薬無効の難治性耳漏に対し, 3%過酸化水素水(オキシドール)の2倍希釈液の耳洗浄は有効であった.
5) 工藤典代：小児鼻疾患に対する処置．JOHNS, **34**(1)：125-128, 2018.
   Summary 鼻処置は外来診療で行うもっとも頻度の高い処置の一つであり, 小児の鼻処置における工夫について報告した.
6) 守本倫子：咽頭・喉頭異物除去術のコツ. 浦野正美(編)：184-193, 耳鼻咽喉科の外来処置・外来小手術. 中山書店, 2012.
7) 市村恵一：異物の取り扱い．耳喉・頭頸, **71**：795-801, 1999.
8) 日本麻酔科学会(編)：麻酔薬および麻酔関連薬使用ガイドライン　第3版, 2012.
9) 菊池　元, 山崎陽之介, 滝口　守ほか：小児顔面形成手術におけるハロセン麻酔とエピネフリン添加リドカイン局注併用における血圧, 心電図および血中カテコラミン濃度の変化. 麻酔, **8**：825-829, 1982.
   Summary エピネフリンを創部に注射または塗布することは, 処置中の止血をはかることができる一方, 時に循環系の副作用を起こす.

MB ENT, 264 : 17-23, 2021

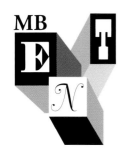

◆特集・耳鼻咽喉科外来処置での局所麻酔

局所麻酔で行う外耳および非穿孔鼓膜の処置と小手術

濱之上泰裕*

Abstract 東京女子医科大学東医療センター耳鼻咽喉科では侵襲的な耳科処置の多くを外来で局所麻酔下に行っている．① イオントフォレーゼ，② キシロカイン綿花による表面麻酔，③ 注射による浸潤麻酔，といった手法を患者の状態や疾患に応じて組み合わせると，耳介周囲や外耳道，鼓膜の病変の多くは無痛的かつ安全に処置することが可能となり，一般的に手術を要するとされる病態でも治癒に導ける症例は多い．人口の高齢化により全身麻酔のリスクを抱える患者は増加しており，医療経済的にも患者と家族への負担の観点からも局所麻酔下処置の適応を拡大するメリットは大きい．一方，局所麻酔のリスクはゼロではなく，可逆的なものから致命的となるものまで種々の副作用がある．不適切な麻酔下での手技は不十分な処置と患者からの信頼喪失につながる．鎮痛作用を最大限に引き出して安全にかつ十分処置を完遂するには，解剖と疾患の理解に加え手技の研鑽が必要である．

Key words 局所麻酔(local anesthesia)，肉芽性鼓膜炎(granular myringitis)，鼓膜前下部の鈍角化(anterior blunting)，外耳道真珠腫(cholesteatoma of the external auditory canal)，術後乳突腔障害(open cavity problem)

はじめに

生命予後に直接影響しない鼓膜や外耳道の疾患は外来で保存的にみられることが少なくないが，この中には外科的処置を加えると劇的に QOL が改善するものが含まれる．治療には入院を伴う手術が必要と判断されて患者や医療者が治癒をあきらめてしまう症例の中にも，外来処置で治癒に導けるものが散見される．65歳以上の高齢人口が30％に迫り，世界一の高齢化社会となった本邦では，併存疾患のために全身麻酔（以下，全麻）の手術が難しい症例は今後も増加すると見込まれる．局所麻酔（以下，局麻）下の外来処置で治癒や症状改善が得られれば，患者や家族にとっても医療経済的にも朗報であろう．小児では換気チューブ留置など処置に近い耳内小手術でも全麻を選択する施設が少なくないが，完全な除痛下に高い技術を

駆使できれば，ほとんどの幼少児に対して成人に準じた処置ができる．鼓膜保護のために鋭敏な知覚を備えた外耳道と鼓膜ではわずかな刺激も痛みとして知覚されるため，必要十分な侵襲を加える際には除痛技術が極めて重要となる．

当科では乳突削開を含む16歳以上の中耳手術の95％以上を局麻下に行っており，外来での処置と小手術を含めた局麻下手技は年間1,000例を超える．我々の経験に基づく局麻手技と処置・小手術のコツについて解説したい．

外来処置に必要な耳介と外耳道・鼓膜の解剖と神経支配

有効な局麻のためには外耳と鼓膜の解剖と神経支配を知る必要がある．外耳道外側半の軟骨部は分泌腺や毛包などをもつ厚い皮膚に覆われ，耳介軟骨から連続する外耳道軟骨に裏打ちされる．外

* Hamanoue Yasuhiro，〒 116-8567 東京都荒川区西尾久 2-1-10 東京女子医科大学東医療センター耳鼻咽喉科，助教(現在 杏林大学医学部耳鼻咽喉科学教室，助教)

耳道軟骨内側端は側頭骨に陥入して深部は骨組織と接するが，耳珠-耳輪脚間は軟骨に裂隙があり，皮下組織のみで構成される．外耳道内側半の骨部外耳道は骨膜と一体化した極めて薄い皮膚に覆われる．

耳垂を含む耳介下方は頸神経叢に由来し耳介後方に上行する大耳介神経が，前上部は三叉神経第Ⅲ枝から分枝して顎関節後上方で錐体鼓室裂から出る耳介側頭神経が担う．舟状窩付近には外耳道後下壁で鼓室乳突裂から出る迷走神経耳介枝（Arnold 神経）が分布し，後面上端には後頭部から耳介上方に向かう小後頭神経が分布する．外耳道と鼓膜の知覚は後下方を迷走神経耳介枝が，前上方を耳介側頭神経が担い，鼓膜粘膜面と鼓室壁は舌咽神経の枝（Jacobson 神経）がつくる鼓室神経叢が担う[1]．

麻　酔

外耳道は鋭敏な知覚を有し，わずかな侵襲も痛みとして知覚される．痛みは患者にとって苦痛となるばかりではなく，次なる痛みへの予期不安から痛みに対して過敏となり，小児では安静を保ち難くなる．一方，過剰な麻酔で内耳麻酔となれば患者は数時間にわたる強い嘔気に苦しむことになる．適切な処置を加えるには，疾患の状態に加えて患者の年齢や性格を考慮した麻酔法の選択が重要である．当院で行う局麻を以下に記す．

1．イオントフォレーゼによる外耳道・鼓膜麻酔

電流により分子をイオン化して鼓膜と外耳道に浸透させるため，表面麻酔よりも強力な効果が鼓膜と外耳道双方に得られる．全操作を無痛で行いたい小児ではとくに有用性が高い．麻酔液が内耳窓に触れると強烈な内耳麻酔が必発であり，穿孔合併例に加え正円窓かアブミ骨底板に鼓膜が癒着していれば禁忌である．小穿孔を痂皮が覆う場合や穿孔縁からのびた薄い上皮が疑似的に穿孔を塞ぐ例，粘稠な貯留液のある微小穿孔例，外耳道屈曲で鼓膜全体が見えない例などは穿孔を見逃す可能性がある．あらかじめ吸引管などで鼓膜を完全

にクリーニングし，疑念があればティンパノグラムでピーク形成を確認する．

耳垢を丁寧に除去後，患者を臥位として処置耳を上にする．37℃に温めた4%キシロカイン6 mlと0.1%エピネフリン3 mlを混和した液を用い，気泡が介在しないようゆっくり薬液を注入して外耳道を満たす．通電時に痛みを訴えれば通電を停止，10〜20分待機して軽い表面麻酔がかかったら通電を再開する．当科では確実な麻酔のため1回15分を2回施行している．処置前に顕微鏡で観察し，鼓膜の湿りが確認できれば麻酔は確実である．

2．キシロカイン綿花による表面麻酔

イオントフォレーゼがない場合やイオントフォレーゼ不適例の処置で，侵襲が表層部付近に限られる場合に有効である．外用4%キシロカインを含ませた綿花小片を鼓膜と外耳道に複数留置，30分以上かけて薬液を浸透させる．外耳道外側部まで覆うと器械が当たる痛みが減じ，浸潤麻酔が必要となった際の刺入痛も軽減される．鼓膜穿孔例はキシロカイン綿花を留置前に乾綿球に軽く当て，余剰な液を吸収させると内耳麻酔となりにくい．患者を臥位にすると鼓室に入った薬液が正円窓と近づく．処置開始までは座位の待機とし，処置も頭部抑制を要する一部の例を除いて診察ユニットで座位のまま行うと良い．

穿孔例において内耳麻酔の可能性を完全に排除することはできない．起きても困らない体制をつくる必要がある．処置は外来終了時刻の3時間前には終わるよう開始時間を設定し，めまいがあれば生食での鼓室洗浄を検討する．

3．注射による外耳道・鼓膜の浸潤麻酔

外耳道への麻酔では，骨と結合した骨膜下に術野を狭めない少量の麻酔液を浸潤させる必要がある．当科では視野を邪魔せず高圧かつ少量の薬液注入が可能な1 mlシリンジと27 G針を組み合わせ，麻酔薬として汎用性の高いエピネフリン含有1%キシロカイン液（1%キシロカインE）を用いている．皮下組織の厚い外耳道軟骨部の小病変の処理は，病変外側への0.3〜0.5 mlほどの浸潤麻酔

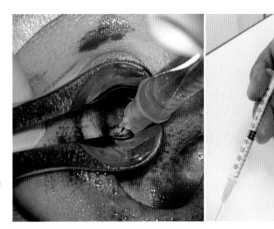

a｜b

図 1.
注射による外耳道・鼓膜の浸潤麻酔
　a：外耳道へ薬液注入
　b：外耳道に薬液注入をする際の
　　注射器の持ち方

で対応できる場合が多い．外耳道内側や鼓膜の病変の場合，病変近くに注射してはいけない．骨部外耳道は皮膚が薄く，薬液注入は困難である．外耳道軟骨を鼻鏡で保持して刺入点を明視し，皮膚に立てる角度で軟骨部に注射針を刺入，先端を骨面に当てたら麻酔液を注入，軟骨と骨の間から骨部外耳道皮下へ浸潤させる．薬液による皮膚剥離が麻酔作用に先行しないよう注射器先端の気泡は確実に除き，ゆっくりと 1 ヶ所に 1 分かけるつもりでピストンを進める．このとき通常の注射のように拇指でピストン後端を押すと緩徐な注入は難しく，水疱形成時などの急激な注入抵抗減少に対応できずに水疱破裂や皮膚の不要な膨隆，疼痛などへとつながる．拇指・示指・中指で注射器を握りこむように持ち，拇指でピストンを少しずつ送ると良い（図1）．既存刺入点からは薬液が流出しやすいため，刺入数は 2〜3 ヶ所の最小限にとどめる[2]．内耳麻酔回避のため 1 ヶ所の注入量はできれば 0.3〜0.5 ml，最大でも 1 ml を超えないようにする．

　注射の部位と順序は重要である．外耳道後下壁を麻酔して鼓室乳突裂を通る迷走神経耳介枝をブロックすると，外耳道と鼓膜の大部分が麻酔される．痛くない程度に強めに開いた鼻鏡のブレード先端近くで圧迫されている部位に針を刺入すると，刺入痛は少ない．局所への薬液到達を皮膚の白変で確認し，最小量の注入となるよう留意する．痛みが残れば前下壁への麻酔を追加するが，先行する麻酔の浸潤部を刺せば刺入痛を回避できる．鼓膜や外耳道前上部の除痛が不完全なら前上

壁への麻酔を追加，錐体鼓室裂から外耳道前上壁へと通る耳介側頭神経をブロックする．前上壁では厚い皮下組織への刺入となり，異なる深さで 2〜3 回に分けて薬液を注入しながら骨面に到ると耳介側頭神経がブロックされやすい．めまいへの対処は表面麻酔と同様である．

4．耳介や耳前部皮膚の浸潤麻酔

　耳介を含む耳周囲の病変の扱いは他部位皮膚病変と変わらない．初学者は病変が小さいと麻酔の注入量を少なくしがちだが，患者は一度痛みを感じると以後の操作にナーバスになる．一貫して無痛的に処置するには，十分量の薬液注入が重要である．注入量に応じた適切なシリンジに 26〜27 G 針を装着し，病変エリアの支配神経中枢側に 1％キシロカイン E を注入，十分量の薬液を浸潤させてから近接する刺入点に進むと，先行する麻酔によって刺入時痛は回避され，薬液浸潤に伴う疼痛も軽減される．病変が深い場合には皮下の浅層から深層へ深さを変えて麻酔液を注入する．

疾患別の麻酔と手技の要点

　先天性耳瘻孔，鼓膜切開，換気チューブ留置，鼓室内薬液注入，耳介血腫，外耳道異物，肉芽性鼓膜炎，anterior blunting などは外来局麻下処置・小手術の良い適応であり，外耳道真珠腫，術後乳突腔障害，慢性中耳炎などの一部も対象となる．ドレーピングが必要な耳瘻孔以外の代表的疾患の概要を記載する．

1．耳介血腫

　遷延する耳介血腫は切開ドレナージと強固な圧

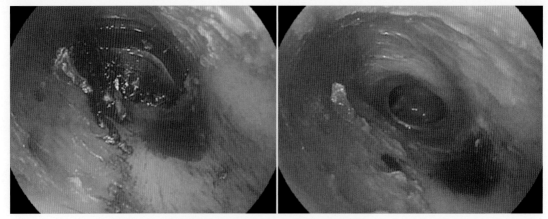

図 2. 外耳道異物の摘出前と摘出後　　　　　　　　　　　　　a｜b
a：ゴキブリが頭から外耳道にはまり込み，鼓膜は観察できなかった　尾部と脚が見えている
b：摘出後，慢性中耳炎を認めた

迫固定が必要となる．1%キシロカインEを注射後に小切開を加えて排液，耳介前後からガーゼで圧迫するが，頻回に再貯留をきたす症例は耳介両面を麻酔して耳介を穿通させた縫合糸で俵ガーゼを圧迫固定する．

2．外耳道異物

ゴキブリやコガネムシなど硬く尖った脚をもつ昆虫が耳内で暴れると激烈な疼痛を惹起する．27 G針を装着した1 mlシリンジに1%キシロカインEを詰め，顕微鏡下に外耳孔に向いた尾部に針を刺入，一気に注入すると直ちに殺虫することができる．殺虫後は虫体を分解しながら摘出するが，虫体が嵌頓して操作時の疼痛が強い場合には，先述した手順で外耳道に最小量の浸潤麻酔を行う．補聴器印象材などの嵌頓異物も同様の手技で摘出する．摘出前には鼓膜の評価はできないため，外耳道に麻酔液が流出しないよう注意を払うが，摘出後に鼓膜穿孔があれば直ちに十分量の生理食塩水で洗浄する（図2）．

3．外耳道真珠腫

外耳道真珠腫は骨部外耳道を被覆する皮膚の萎縮と骨の破壊・腐骨化が進行し，角化物堆積を伴う深い陥凹が形成されて耳漏や耳痛を生じる疾患である．多くは血流に乏しい鼓室骨がつくる下壁に始まり，進行すると顎関節包の露出や下鼓室蜂巣，乳突蜂巣への角化上皮侵入へと進む[3]．高齢女性，透析患者，上咽頭癌など外耳道を照射野に含む放射線治療例に多いが，骨粗鬆症治療薬ビス

フォスフォネート製剤も発症の原因となり，近年症例数は増加している．綿棒などによる慢性的皮膚損傷は発症因子とも増悪因子ともなる．進行例は手術適応だが，乳突腔や鼓室への進展がない症例は外来処置で乾燥・上皮化できる場合がある．

麻　酔：イオントフォレーゼで処置ができる症例は多いが，角化物を完全に除去して鼓室と連絡がないことを確認する必要がある．蜂巣が開いて鼓室と連絡する症例は手術適応である．鼓膜穿孔があれば4%キシロカイン綿花による表面麻酔を試みても良い．疼痛のため角化物の清掃ができない症例や上述の麻酔で除痛が不十分な場合は浸潤麻酔を行う．皮膚破綻部から薬液が漏出するため，漏出量を考慮した薬液注入が必要である．

処　置：骨破壊が進んで骨面が陥凹し，もとの外耳道の位置に残る皮膚が隔壁状に底部への視野を阻害する場合は，まず耳用截除鉗子で隔壁を切除して視野を確保する．露出ないし浮動化している腐骨は深部への上皮進展に注意しながら炎症を伴う皮膚とともに鋭匙や麦粒鉗子で除去する．腐骨除去は炎症の管理をしながら数回の外来通院に分けて行う場合もある．陥凹底部に健常な骨組織が露出するまで鋭匙で骨削除し，露出骨をコラーゲンスポンジで被覆する（図3）．内服抗菌薬を3日分処方し，被服材料が安定する処置翌日から点耳抗菌薬を開始する．後下壁の深い真珠腫は顔面神経や鼓索神経が露出している可能性があり，処置前のCT撮影を要する．神経露出の可能性があ

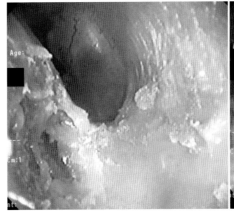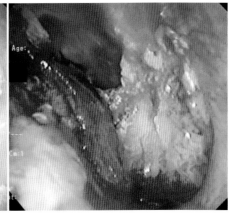

a | b

図 3.
外耳道真珠腫の処置前（a）
と処置後（b）
　a：左外耳道前下壁の
　　広範な骨露出を伴う
　　真珠腫
　b：腐骨を掻爬して
　　コラーゲンスポンジ
　　で被覆した

れば方針決定は熟練した術者に任せるべきである.

4．肉芽性鼓膜炎の麻酔

　穿孔のない鼓膜表面を糜爛や肉芽が覆い，分泌による耳漏や痒みを起こす．中耳炎や換気チューブ留置など過去に穿孔を生じた鼓膜に頻発し，綿棒による慢性的な擦過が原因となる症例もみられるが，原因不明の場合もある．糜爛はしばしば鼓膜輪を超えて外耳道皮膚に達する．硝酸銀などによる薬液焼灼を含む局所療法に反応しない症例であっても，病変を掻爬すると上皮化することが多い[1]．麻酔はイオントフォレーゼが望ましいが鼓膜に限局する病変であれば表面麻酔でも処置できる．肉芽の陰に小穿孔を伴うことがあるため，イオントフォレーゼを用いる場合はティンパノグラムで穿孔の有無を確かめておく．除痛が不完全なら浸潤麻酔を併用する.

　処　置：薄い鼓膜から病変のみを剝離する操作は繊細で，ときに穿孔を残す可能性がある．特に，過去の穿孔のため固有層を欠く症例や菲薄化した鼓膜の場合はその可能性が高い．穿孔残存の可能性や追加の手術を要する可能性をあらかじめ話しておく必要がある．病的組織の剝離には鼓膜を穿破しにくい径の大きな直のテラメスを用い，外耳道にも糜爛があれば合わせて除去する．正常上皮と病的組織の境界を見極め，わずかに正常側を含む部分から固有層に到達，鼓膜面と平行に病的組織の剝離をすすめて固有層を露出する．固有層との癒着が強い部分や糜爛前縁では麦粒鉗子で牽引して剝がすと良い．穿孔が残ればコラーゲンスポンジを詰めて修復する．処置後は点耳抗菌薬を処方する.

5．鼓膜前下部の鈍角化（anterior blunting）

　綿棒などで鼓膜表面を習慣的に擦過すると鼓膜が肥厚して伝音障害を生じる．鼓膜全体が厚く瘢痕化する medial meatal fibrosis は植皮を含む手術が必要となるが，鼓膜前半部に限局した瘢痕，いわゆる anterior blunting は外来での治療が可能である．鼓膜固有層までの麻酔を要し，注入量が最小限となる量での浸潤麻酔が必要となる.

　処　置：鼓膜から瘢痕が立ち上がる部位で固有層を露出，固有層を穿破しないよう平行にテラメスを動かして前方に剝離する．剝離がある程度進んだら外耳道前壁に切開を加え，前壁側を剝離する．瘢痕は鼓膜固有層と外耳道前壁の間に挟まるくし切りのスイカのような形状で，固い瘢痕を最後まで前後方向に動かそうとすると，鼓膜にかかる力学的負荷が大きい．剝離がある程度が進んだら，下端や上端から鼓膜外周に沿う方向で剝がすと良い．処置後は固有層と前壁骨面が露出する．肉芽が上がらないようにリンデロン VG ガーゼで2週間パッキングし，上皮化するまではリンデロンと抗菌薬点耳を継続，トラニラストを内服させる.

6．術後乳突腔障害（cavity problem）・術後性外耳道狭窄・乳突部 web 形成

　乳突腔に生じた保存的治療で軽快しない糜爛や肉芽，角化物堆積の原因となる web，術後に生じた外耳道の狭窄などは切除が必要となる．術後1ヶ月以内であれば麻酔を要さないことも多い．表面麻酔での除痛が不十分な場合は浸潤麻酔を追

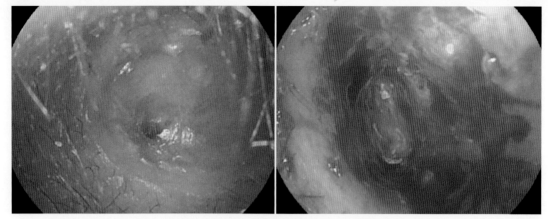

図 4. 術後外耳道狭窄の処置前と処置後　　　　　　　　a｜b

a：術後の綿棒の使用により，外耳道は web 形成し高度の狭窄をきたしていた

b：注射による外耳道の浸潤麻酔を行い，上向き微細截除鉗子で外耳道壁に沿って web を切除した

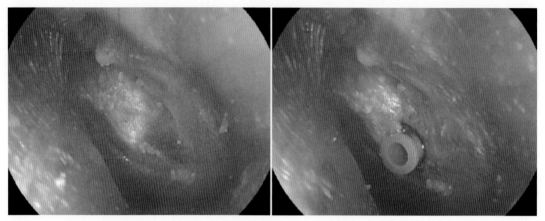

図 5. 滲出性中耳炎とチュービング　　　　　　　　　　a｜b

a：滲出性中耳炎

b：イオントフォレーゼによる外耳道・鼓膜麻酔後に鼓膜前下象限を切開し，
高研 D タイプの鼓膜チューブを挿入した

加する．

処　置：病変部をテラメスや截除鉗子で除去する（図 4）．術後性外耳道狭窄は再狭窄を起こしやすいため，リンデロン VG ガーゼで処置部を 2 週間程度圧迫する．乳突腔障害で病変除去後の皮膚欠損が大きい場合にはコラーゲンスポンジで被覆する．

術後性乳突腔障害や外耳道狭窄患者の多くは綿棒，ティッシュ，タオルなどによる耳内擦過が病変遷延の原因となっており，触らなくなるだけで所見が改善することも多い．痒みは擦過の大きな動機となるため，抗ヒスタミン薬内服と局所ステロイド点耳による瘙痒対策を十分に行い，耳内に決して触れないような指導が重要である．

7．鼓膜換気チューブ留置（図 5）

イオントフォレーゼが望ましいが表面麻酔も可能である．当科ではツチ骨柄にかかる永久穿孔のリスクを減らす目的で前下象限切開とし，ほとんどの症例に短期留置型の高研 D タイプを留置している．チューブを麦粒鉗子で斜めに把持し，切開孔からフランジを滑り込ませるワンアクションで挿入すると幼児であっても局麻下の挿入が可能であり，当科で全麻下に留置する症例は年間 1 例に満たない．術後の軟骨鼓膜など鼓膜が厚い場合にはストレートチューブを留置することもある．

8．鼓膜穿孔閉鎖処置

多くは表面麻酔だが，鼓室硬化症など鼓膜が飛行している場合には浸潤麻酔を併施する．針と麦

粒鉗子で穿孔縁を新鮮化し，鼓膜表面の糜爛はテラメスで剥離・除去．2〜3 mm 程度の小穿孔例であれば穿孔部分をコラーゲンスポンジでふさぎ，表面をシリコンシートでカバーする．内服抗菌薬を 3 日処方，抗菌点耳薬を処方して wet dressing とする．複数回の処置が許容できる穿孔サイズが 3 mm を超える症例やコラーゲンスポンジのみで閉鎖しない症例は，新鮮化後に鼓膜穿孔治療剤リティンパ® を用いている．

耳科局麻処置のリスクと対処

　当院では外来局麻処置で重大な問題が発生した経験はないが，局麻のリスクはゼロではない．キシロカインによる処置は神経原性ショックやアナフィラキシーなどを引き起こす可能性があり，術者は緊急の事態に対処できるよう備えておく必要がある．内耳麻酔によるめまいの多くは麻酔開始から 1 時間程度経過してから発症する．可逆性ではあるが強い嘔気を伴うため患者は不安になる．あらかじめ一過性めまいの可能性を十分に話しておくことが重要である．発症後はできるだけ座位で待機させて耳管からの排泄を促すと，2〜3 時間後にはほとんどの例で帰宅可能となる．嘔気が強ければ補液のうえで制吐薬を使用する．外耳道麻酔でごく稀に一過性顔面神経麻痺を起こすが，処置後 2 時間ほどで回復する．

　病変の剥離や切除を伴う処置ではエピネフリンの効果減弱後に出血することがある．自分で出血点の圧迫ができないため，出血は遷延することが少なくない．抗血小板薬などの内服状況をチェックし，処置中の出血状況も勘案して後出血の懸念が

あれば処置部をリンデロン VG コメガーゼで 2〜3 日圧迫しておく．遠方在住の患者にも注意が必要である．処置から時間が経過した帰宅後にめまいや出血を起こすことがあるため，処置直後は無症状であっても 2 時間程度は院内で待機してもらうほうが良い．

終わりに

　外来処置時の局麻と外耳・鼓膜処置について解説した．侵襲的耳処置の多くは適切な局麻により無痛で施行できるが，麻酔が不十分なまま処置を行うと，不完全な処置や患者の信頼喪失へとつながる．多くの耳内処置には繊細な技術を要し，安全に完遂するには解剖と疾患の理解に加えて手技の研鑽が必要である．

文　献

1) 野村恭也：耳　基礎 ①：153-159，臨床耳鼻咽喉科頭頸部外科全書 (1-A)．金原出版，1985.
　Summary　外耳道と鼓膜の知覚神経支配は外耳道前壁から上壁，またそれに続く鼓膜の前象限は三叉神経第 3 枝が，外耳道後壁下壁にかけては迷走神経耳介枝が支配している．
2) 須納瀬　弘：これだけは知っておきたい麻酔の知識．JOHNS，**28**(11)：1701-1702，2012.
　Summary　除痛には外耳道下壁の麻酔が重要である．薬液漏れを避けるには刺入点を最小限に抑え 1 回に 1 分以上かけるつもりでシリンジを押す．
3) Naim R, Linchicum F Jr, Shen T, et al：Classifi-cation of the external auditory canal cholesteatoma. Laryngoscope, **115**：455-460, 2005.
4) Sanna M：Color Atras of End-Otoscope：29-33. Thieme, 2017.

MB ENT, 264：24-30, 2021

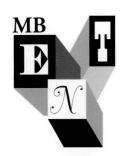

◆特集・耳鼻咽喉科外来処置での局所麻酔

局所麻酔で行う鼓膜穿孔耳の処置と手術
―麻酔のポイントと手技―

湯浅　有*

Abstract　外来での鼓膜穿孔閉鎖を目的とした手術は，鼓膜形成材料として人工材料を使用した鼓膜穿孔閉鎖術，自家組織を使用した鼓膜形成術接着法，外耳道皮膚皮弁を作成する鼓室形成術Ⅰ型に大別される．いずれも低侵襲性であり局所麻酔下にて施行可能であるが，外来での手術を遅滞なく安全に終了させるためには，まず術前の手術環境整備が必要となる．一方，術中では疼痛管理がもっとも重要な因子となり，適切な麻酔手技による疼痛管理が手術の成否に大きく影響する．鼓膜に対する処置に対しては，鼓膜の表面麻酔にて疼痛管理は可能であるが，麻酔液の鼓室内流入による術後めまいを防止する必要がある．表面麻酔での疼痛管理が困難な場合や鼓室形成術Ⅰ型例では，外耳道の適切な部位への浸潤麻酔が必要となる．このように術式に合わせた麻酔法の選択と適切な手技の施行が安全で円滑な手術遂行の要となる．

Key words　鼓膜穿孔閉鎖(closure of the tympanic membrane perforation)，手術(surgery)，表面麻酔(topical anesthesia)，浸潤麻酔(infiltration anesthesia)，術後めまい(postoperative vertigo)

はじめに

　1980 年代まで鼓膜穿孔閉鎖を目的とした手術は，全身麻酔下で行われ耳後切開による開創が必要であり，術後耳内管理のために数週間の入院を要した．しかし，1989 年のフィブリン糊を使用した鼓膜形成術接着法(以下，接着法)の発表により，鼓膜穿孔閉鎖の術式は革新的に変化し，接着法は手術の低侵襲化，短時間化，入院期間の短縮化に寄与した．そして，短期入院にとどまらず，無床診療所においても接着法を用いた日帰りでの鼓膜穿孔閉鎖を試みるに至った[1)2)]．現在では，鼓膜形成材料としての人工材料，加えて創傷治癒促進剤を添加した鼓膜穿孔閉鎖術により，皮膚切開を行わない鼓膜処置のみの，より低侵襲化した外来手術が可能となっている[3)〜5)]．一方で，低侵襲化した術式であっても，術後めまいなどの予期せ

ぬ合併症により入院加療が必要となる例も稀ながら存在する．そもそも欧米では鼓膜形成術に限らず中耳手術の大多数が日帰り手術で施行されているが，術後入院を要する状況が生じた際の体制が整備されている一方で，日本ではいまだ外来手術後に生じる入院体制が十分に整備されているとはいいがたい．本稿では外来で可能な鼓膜穿孔閉鎖を目的とした経外耳道的なアプローチによる術式，麻酔法の詳細に加え，術中術後においてより安全性を高めるための環境整備に関しても言及する．

手術環境の整備

　前述のごとく鼓膜穿孔を閉鎖する術式は，低侵襲であり外来で施行可能である．しかし，手術であることに違いはなく，一般的な手術室にて行う術式に準じた環境を整備する必要がある．外来に

＊ Yuasa Yu，〒 981-3132　宮城県仙台市泉区将監 10-12-1-2　仙台・中耳サージセンター，院長

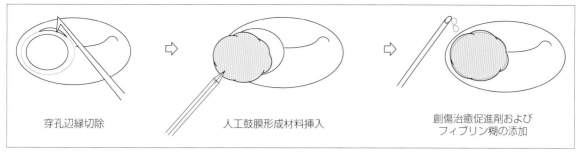

図 1. 人工の鼓膜形成材料を使用した鼓膜穿孔閉鎖術
皮膚切開を一切必要とせずもっとも簡便な方法となる

て耳処置を行う際には通常患者は座位をとるが，ある程度の時間を要し一定の侵襲を加える手術に際しては，吸引などの耳処置や麻酔薬によるめまい，迷走神経反射由来の徐脈，血圧下降などにより患者の座位保持が困難となる可能性が高くなる．また，手術中における術者の両上肢を挙上した姿勢の長時間保持は疲労と苦痛を伴う．このため，外来での比較的短時間の手術であっても，患者の体位を仰臥位にして行うことが重要である．処置室や手術室を設け専用の手術用顕微鏡にて行うことが，明瞭な視野確保や衛生の観点から理想的ではあるが，一般の無床診療所ではスペースに限りがあり専用室の設置が困難な場合も多い．その際には診察室において診察用椅子の背もたれや足台を水平にし，患者が仰臥位を取れる状態にする．加えて最低でも観察処置用顕微鏡を用い，術者が手術室で行う時と同様の体勢で外来手術を施行することが重要である．

　安全に手術を遂行するために術前，術中の患者の全身状態把握は当然であり，低侵襲性の局所麻酔下手術であっても，特に循環器系疾患の増悪は致命的問題に発展する可能性を否定できないため，最低でも心電図，血圧，血中酸素飽和濃度のモニタリング，血管確保は必須である．耳内迷走神経刺激による著明な徐脈や血圧低下，逆に頻脈発作などの不整脈の発生を念頭に置き，それらに対応できる薬剤，半自動除細動器などの緊急的な生命維持への準備も必要となる．一方，術後のめまいや出血などに関しては術前に予測困難であり，術後帰宅不可であれば入院への対応を迅速に行える体制を整備する必要がある．特に，無床診療所においては，あらかじめ緊急入院先の確保が

必須となり，加えて帰宅後の問題発生時の連絡方法やその後の処置などの対応に関しても整備が必要である．

術式の概略

1．鼓膜穿孔閉鎖術（図 1）

　鼓膜形成材料を人工材料とし鼓膜処置のみにて穿孔を閉鎖する術式である．鼓膜穿孔辺縁の鋭的ピックによる切除，もしくは硝酸銀などの薬剤による腐食により創傷治癒機転をつくり他種由来のアテロコラーゲンやゼラチンを穿孔の形状に合わせ形成留置したのちに，塩基性線維芽細胞増殖因子（b-FGF）やヒアルロン酸製剤，自己血清液などの創傷治癒促進剤を添加して穿孔を閉鎖する．鼓膜処置以外に皮膚切開が全く不要であるため，より低侵襲であり短時間で手術が終了するが，穿孔閉鎖率は他の術式に比しやや低くしばしば数回の手術が必要となる．

2．鼓膜形成術接着法（図 2）

　外耳道皮膚への切開が不要で，耳内における鼓膜処置のみである点では，先述の鼓膜穿孔閉鎖術と同様であるが，鼓膜形成材料が自家組織であることが大きな相違点となる．耳後部 2～3 cm の皮膚切開後に，皮下結合組織もしくは側頭筋膜を採取し圧排菲薄化したものを鼓膜形成材料として使用する．穿孔辺縁を鋭ピックで切除したのちに，穿孔直径の 1.5～2 倍の円形状にトリミングした形成材料を，穿孔を通して一度鼓室内へ挿入後に鉗子や極小吸引管などにて外側に挙上し残存鼓膜内側面に密着させる．形成材料の穿孔全周への密着を確認後，フィブリン糊を数滴接着面に滴下して鼓膜と形成材料を固定する．形成材料の採取が

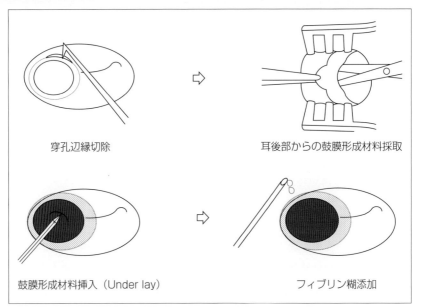

図 2. 自家組織を使用した鼓膜形成術接着法
移植弁採取のために耳後部皮膚切開を必要とする

加わるため手術時間は鼓膜穿孔閉鎖術よりも多少長くなるが，習熟すれば30分前後で終了できる．穿孔閉鎖率は80％前後と比較的良好であるが，インレイ法や鼓室形成術に比べるとやや劣る．初回手術時に余剰の鼓膜形成材料を−20℃で凍結保存し，術後の再穿孔の際に解凍使用することにより，先述の鼓膜穿孔閉鎖術と同様に簡便に再手術が可能である．

3．経外耳道的鼓室形成術Ⅰ型（図3）

前出の接着法に加え，外耳道皮膚を切開挙上し鼓室の観察や病巣郭清，耳小骨連鎖確認を行う術式である．習熟すれば耳鏡内での処置が可能である．耳後部からの移植弁採取後，外耳道皮膚に浸潤麻酔を加え直角小ナイフにて骨部外耳道皮膚後方を弧状に切開し，剥離子にて骨面より剥離し鼓膜を全層にて挙上する．穿孔辺縁を切除し鼓室，耳小骨連鎖を確認後，形成材料を鼓室に挿入し前方および上下方は残存鼓膜内側面に接着，後方は外耳道皮膚皮弁と外耳道骨間に留置する．形成材料の穿孔辺縁への密着を確認後，フィブリン糊にて形成材料および外耳道皮膚皮弁の接着固定を行う．接着法と異なり，鼓膜形成材料の後方は皮膚皮弁と外耳道骨間に留置するため，鼓膜内側面のみの接着よりも物理的に安定することもあり，穿

孔閉鎖率は90％前後と良好になる．

術前術中の鎮静

当院での鼓膜穿孔閉鎖を目的とした手術に際しては，局所への適切な麻酔のみで十分な疼痛管理が可能であり，また不十分な鎮静状態における音刺激や疼痛刺激の際の突然の体動を防止する目的もあり，不安による著明な血圧上昇や頻脈などが認められない限り，術直前または術中における鎮静は行っていない．

外耳道，鼓膜，鼓室の知覚神経分布

外耳道の知覚神経分布は前方が三叉神経由来で後方が顔面神経および迷走神経の吻合枝由来となる．また，鼓室に関しては，舌咽神経由来のJacobson神経が鼓室神経叢を形成し鼓室の知覚にかかわる．鼓膜の知覚は表皮層と固有層間で形成する三叉神経第3枝，耳介側頭神経由来の神経叢と，粘膜層上皮下で形成する舌咽神経，鼓室神経叢由来の神経叢が担当となる．

麻酔の具体的な手技

1．鼓膜への麻酔

基本的に耳内処置が鼓膜に限定される場合，鼓

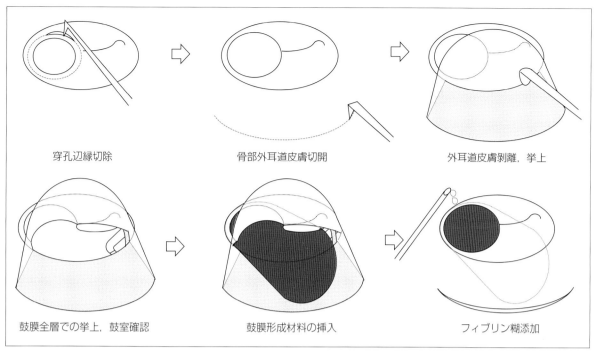

穿孔辺縁切除	骨部外耳道皮膚切開	外耳道皮膚剥離, 挙上
鼓膜全層での挙上, 鼓室確認	鼓膜形成材料の挿入	フィブリン糊添加

図 3. 接着法に加えて骨部外耳道皮膚皮弁を作成する. 中・下鼓室を観察可能で, 穿孔閉鎖率も高い

表 1. 鼓膜麻酔液の組成

リドカイン	20 m*l*
フェノール	20 m*l*
メンソール	20 m*l*
グリセリン	40 m*l*
計	100 m*l*

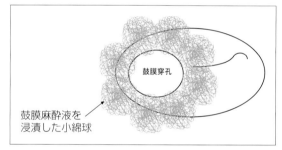

鼓膜穿孔

鼓膜麻酔液を
浸漬した小綿球

図 4. 鼓膜麻酔液を使用した鼓膜の表面麻酔
鼓室内への麻酔液流入を極力防止する

膜麻酔液(表1)による鼓膜への表面麻酔により疼痛管理は十分に行えることが多い. 鼓膜穿孔閉鎖術や接着法の鼓膜処置では, 鼓膜麻酔液を浸漬した綿球を残存鼓膜外耳道側に置く. 鼓膜最外側の表皮層は角化重層扁平上皮であり, リドカイン単独の麻酔液では内側の中間層や粘膜層に浸透しにくく, 麻酔液の浸透を容易にするために, 鼓膜表皮層を腐食させるフェノールが含有されている. このため, 鼓室内への鼓膜麻酔液の流入はリドカイン単独の表面麻酔液よりも内耳障害を起こしやすい可能性がある. 鼓膜麻酔液による恒久的な難聴増悪の報告は見当たらないが, めまいは一定の確率で起こりうる. このため, 余剰な麻酔液が鼓室内に流入することを極力避けなければならない. 具体的には, 直径2〜3 mmの極小綿球に鼓膜麻酔液を浸漬しガーゼで余剰液を吸収させたのちに, 穿孔部位を除く残存鼓膜全体に複数個の麻酔

液浸漬綿球を約15分間留置する(図4). 接着法であれば, この麻酔液浸漬綿球の留置後に耳後部からの移植弁を採取すれば, 移植弁採取終了時にはおよそ鼓膜麻酔が完了し, 効率的に手術操作が進められる. 鼓膜の著明な石灰化や肥厚症例, 穿孔辺縁が線維性鼓膜輪にかかる症例などの場合, ときに鼓膜麻酔液のみでは鼓膜麻酔が不十分な場合がある. その際には後述する骨部外耳道皮膚への浸潤麻酔を施行する. 4%リドカイン浸漬綿球の鼓室内留置による鼓室粘膜への表面麻酔も有効な場合があるが, 中・下鼓室全域を観察できない鼓膜穿孔閉鎖術や接着法においては, 綿球が鼓室内の観察困難な部位に転落した場合に摘出が困難になる可能性があるため勧められない.

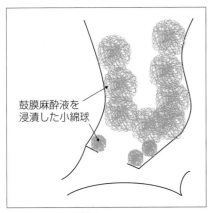

鼓膜麻酔液を
浸漬した小綿球

図 5. 外耳道の表面麻酔
機器の外耳道への接触に対する疼痛
コントロールはある程度可能である

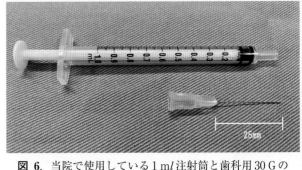

25mm

図 6. 当院で使用している 1 ml 注射筒と歯科用 30 G の
注射針
骨部外耳道への浸潤麻酔に際して使用する. 注射針が
短いと耳鏡内で刺入する際に注射筒が視野の妨げとな
ることがある

2. 外耳道への麻酔

1) 骨部外耳道への表面麻酔

鼓膜処置の際に鉗子や吸引管が骨部外耳道に接触することがある. 骨部外耳道は敏感な部位であり, これらの手術機器の接触は疼痛の原因になる. 機器の接触による疼痛に対しては, 先述の鼓膜麻酔液の外耳道皮膚への表面麻酔でもある程度コントロールが可能である. 鼓膜への麻酔と同様に, 余剰な麻酔液を除去した直径 5 mm 程度の綿球複数個を外耳道皮膚全般に接触するように挿入する(図 5). 最近では, 内視鏡下での中耳手術が導入されつつあるが, 内視鏡下手術では鏡筒および鉗子類両者が外耳道内に挿入されることになる. その際, 特に外耳道の形状が狭小や弯曲を呈している場合にこれらの機器が外耳道に接触圧排する頻度が高くなり, 表面麻酔のみでは疼痛管理が困難となる可能性が高くなる. このため, 内視鏡下での手術の際には, 後述の浸潤麻酔を適応する.

2) 骨部外耳道への浸潤麻酔

鼓室形成術 I 型において外耳道皮膚の切開, 皮弁挙上にて鼓室を観察する場合, もしくは内視鏡下手術の場合, 鼓膜への表面麻酔にて疼痛管理が不十分な場合には外耳道皮膚への浸潤麻酔が必要となる. 手術を円滑に進行させるために, この浸潤麻酔による十分な疼痛管理が不可欠となる. 麻酔剤は 0.5% ないしは 1% リドカインを使用する. 1 ml の注射筒に 27 G もしくは 30 G 歯科用の注射針を使用する(図 6). 注射針の長さが短い場合, 注射筒が視野を妨げ耳鏡内での明視下刺入が困難となる場合がある. その場合には小鼻鏡にて外耳孔を開大し, 刺入部および骨部外耳道皮膚を明視下に置くとよい. 外耳道骨部の皮膚は非常に菲薄で直接注射針を刺入することが困難であることが多い. このため, 刺入部は軟骨部から骨部への移行部やや外側で皮下結合組織が少し厚くなる部位とし, 針先を骨面に当ててゆっくりと時間をかけ麻酔液を注入する. 急激な注入は過剰な疼痛の原因となる. 外耳道皮膚の上皮下に麻酔液が浸潤すると皮膚は白色化するので, 浸潤部の確認の目安となる(図 7). 耳鏡内での鼓室形成術 I 型の場合, 大多数の症例では骨部外耳道皮膚後方, すなわち前壁を除く全周の 2/3 に浸潤させることにより疼痛管理が可能である. しかし, 1 ヶ所の刺入部位からこの必要麻酔部位全域を浸潤させようとすると, 余剰薬液の鼓室内流入による術後めまいの原因となったり, 外耳道前壁への余剰薬液浸潤による皮膚腫脹のために, 耳鏡内での鼓膜前方の観察処置が困難になったりする場合がある. このため, 刺入部位は外耳道後方 2 ヶ所で行う. まず, 後下方より刺入し下方および後方の下 1/2 に麻酔液を浸潤させる. 次いで, すでに麻酔されている後方中位より刺入し外耳道後上方部位に麻酔液を浸潤させる(図 8). 内視鏡下手術では先述のごとく機器の外耳道前壁への接触圧排が頻回に起こり得るため, 外耳道全周への浸潤が必要となり前壁

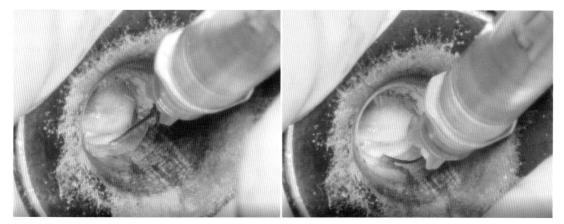

a．浸潤前　　　　　　　　　　　　　　　b．浸潤後

図 7. 浸潤麻酔前後の外耳道皮膚の色調変化
皮膚全体の白色化により麻酔液の浸潤を確認できる.

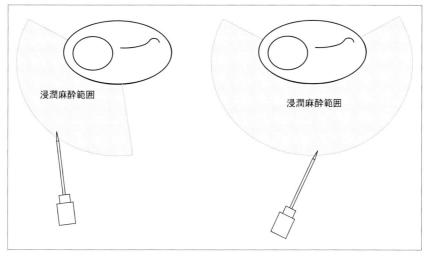

図 8. 骨部外耳道皮膚浸潤麻酔時の注射針刺入部位
2 ヶ所に分けることにより，余剰麻酔液の漏出を軽減させ
効率的に麻酔液を浸潤できる

にも刺入浸潤を加える．ときに浸潤時，麻酔液による皮膚上皮に水疱が形成され，その破裂部位から麻酔液が漏出し，それ以上の浸潤領域の拡大が困難になることがある．その場合には，刺入部位を変更して再度麻酔液の浸潤を試みる．その際に最初の刺入部直近で再刺入すると，最初の破裂部位から同様に麻酔液が漏出してしまうことが多いため，最初の刺入部位から離れた位置から刺入するほうがよい．また，漏出した麻酔液の鼓膜穿孔からの鼓室内流入防止のために，穿孔部には小綿球を留置する．

3）軟骨部外耳道への浸潤麻酔
外耳孔狭小例などで耳鏡内操作が困難な場合に

は，外耳道軟骨部の皮膚切開による開創が必要となることがある．切開部位は外耳孔上部の耳珠，耳輪脚間にある前切痕であるが，開創器による圧排が必要となるため，麻酔部位は骨部外耳道部に加え外耳孔を含めた軟骨部外耳道全周となる.

3．耳後部への浸潤麻酔
接着法や鼓室形成術Ⅰ型では，形成材料に耳後部の側頭筋膜や皮下結合組織を使用するため，同部に浸潤麻酔が必要となる．外耳道への浸潤麻酔と同様に0.5％または1％リドカインを使用する．当院では1％リドカイン 2～3 ml，27 G の注射針にて皮下および側頭骨膜周囲に麻酔液を浸潤させている.

結　語

　鼓膜穿孔閉鎖を目的とした手術は低侵襲性であり外来で局所麻酔下にて施行可能である．局所麻酔下で手術を遅滞なく終了させるためには疼痛管理がもっとも重要な因子となり，この疼痛管理が手術の成否に大きく影響するといっても過言ではない．術式に合わせた適切な麻酔法の選択と適切な手技の遂行が疼痛管理の要となる．一方で，最適な麻酔法で遅滞なく手術が終了しても，術後のめまいや出血などの問題は起こりうる．稀ではあっても一定の確率で発生するこれらの術後問題に対して，迅速に対応する準備が外来手術を行ううえで必須であることは言うまでもない．

参考文献

1) 湯浅　涼，西条　茂，富岡幸子ほか：簡易な鼓膜形成術―フィブリン糊を用いた接着法．耳喉頭頸，**61**：1117-1122，1989.
　Summary　鼓膜形成術接着法と名付けられた，フィブリン糊を使用し低侵襲化した経耳鏡内での術式の概略と術後成績を提示．手術時間，入院期間の短縮の先駆けとなった論文．

2) Sakagami M, Yuasa R, Yuasa Y：Simple underlay myringoplasty. J Laryngol Otol, **121**：840-844, 2007.
　Summary　日本独自の術式である鼓膜形成術接着法の国際誌への掲載により，欧米を含めた世界へ発信した論文．

3) Hakuba N, Iwanaga M, Tanaka S, et al：Basic fibroblast growth factor combined with atelocollagen for closing chronic tympanic membrane perforations in 87 patients. Otol Neurotol, **31**：118-121, 2010.

4) Kanemaru S, Umeda H, Kitani Y, et al：Regenerative treatment for tympanic membrane perforation. Otol Neurotol, **32**：1218-1223, 2011.
　Summary　創傷治癒促進剤である塩基性線維芽細胞増殖因子（b-FGF）を使用した鼓膜穿孔閉鎖術の詳細を提示．現在商品化された製剤の元となった論文．

5) 佐々木　亮，欠畑誠治，廣瀬由紀ほか：キチン膜およびコラーゲンスポンジを用いた自己血清点耳療法による鼓膜穿孔閉鎖術．Otol Jpn，**24**：200-208，2014.
　Summary　創傷治癒促進剤として自己血清液を使用し，より安全性を高めた鼓膜穿孔閉鎖術の手技と術後経過の提示した論文．

\小児の/ 睡眠呼吸障害 マニュアル 第2版

好評

編集
宮崎総一郎（中部大学生命健康科学研究所特任教授）
千葉伸太郎（太田総合病院附属睡眠科学センター所長）
中田　誠一（藤田医科大学耳鼻咽喉科・睡眠呼吸学講座教授）

2020年10月発行　B5判　334頁　定価7,920円（本体7,200円＋税）

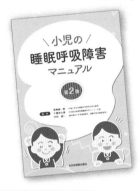

2012 年に刊行し、大好評のロングセラーがグレードアップして登場！

睡眠の専門医はもちろんのこと、それ以外の医師、
研修医や看護師、睡眠検査技師、保健師など、
幅広い医療従事者へ向けた「すぐに役立つ知識」が満載。
最新の研究成果と知見を盛り込んだ、
まさに決定版といえる一冊です！

CONTENTS

全日本病院出版会
〒113-0033 東京都文京区本郷 3-16-4　Tel：03-5689-5989
www.zenniti.com　　　　　　　　　　　Fax：03-5689-8030

MB ENT, 264：32-37, 2021

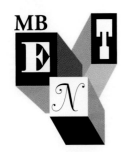

◆特集・耳鼻咽喉科外来処置での局所麻酔

局所麻酔で行う外鼻と鼻腔の処置と小手術

平位知久*

Abstract 外鼻や鼻腔に侵襲を伴う処置を加える際には，表面麻酔に加えて神経の走行に応じた浸潤麻酔の知識が必要となる．鼻出血止血，鼻腔異物摘出，鼻腔内腫瘤の生検や摘出，鼻腔粘膜焼灼，日帰りでの鼻中隔や下鼻甲介への手術などの麻酔方法，手技，止血のポイントを概説する．また，鼻中隔矯正術，粘膜下下鼻甲介骨切除術，外鼻形成術などを局所麻酔下に行う際，疼痛および出血に対するコントロールの問題から全身麻酔下手術と比較すると様々な制約がある．しかし，十分な準備と麻酔を行うことで，全身麻酔下手術に近いレベルで手術を遂行することは可能と考える．なお，前投薬に関しては侵襲の程度，疼痛刺激に対する個々の耐性，基礎疾患および薬剤アレルギーの有無などを考慮したうえで，症例ごとに使用するかどうか判断することが望ましい．

Key words 局所麻酔(local anesthesia)，外鼻(external nose)，鼻腔(nasal cavity)，処置(procedure)，小手術(minor surgery)

外鼻および鼻腔を支配する主な知覚神経

外鼻および鼻腔を支配する主な知覚神経について以下に述べる．

三叉神経第1枝(眼神経)から眼窩内で分枝した鼻毛様体神経は，上直筋の下側を前内方へ走行後，眼窩壁の前篩骨孔から前篩骨神経管を通り鼻腔内に達し，外側鼻枝と内側鼻枝とに分かれる．前者は鼻側面の皮膚へ分布し，後者は鼻腔の前上部および鼻中隔へ分布する(図1, 2)．三叉神経第2枝(上顎神経)から翼口蓋神経節で分枝した後鼻枝は，蝶口蓋孔を通って鼻腔内に達し，外側鼻枝と内側鼻枝に分かれる．外側鼻枝は後上外側鼻枝と後下外側鼻枝に枝分かれして鼻腔の後方へ分布する．内側鼻枝は後上内側鼻枝と鼻口蓋神経に枝分かれして鼻中隔へ分布し，鼻口蓋神経は切歯管に入って硬口蓋の前方に分布する(図1)[1)~3)]．

外鼻の処置と小手術の際の麻酔

鼻骨骨折徒手整復術は小児と成人の一部を除くと局所麻酔下に施行することが可能である．まず，鼻腔内に5,000倍アドレナリン液と1%リドカイン液を噴霧し(以下，噴霧麻酔)，さらに5,000倍アドレナリン液と4%リドカイン液を染み込ませた綿棒およびタンポンガーゼで両側の嗅裂，鼻中隔上方，鼻背付近を中心に15分以上，表面麻酔を行う(以下，表面麻酔)[5)]．同部位は前篩骨神経外側鼻枝が走行し，鼻側面の皮膚へ分布する(図2)．その間に鼻根部から鼻骨の両側にかけて外鼻皮膚に0.5%リドカイン・アドレナリン注射剤を局所注射(以下，浸潤麻酔)することで前篩骨神経外側鼻枝がさらにブロックされるが，鼻根部の形態がわかりにくくなることがあるので，注射量が多くなりすぎないように注意が必要である．また，外鼻の支配神経の一つである眼窩下神経への浸潤麻酔を行うとより強力な除痛が得られる[6)]．

* Hirai Tomohisa, 〒734-8530 広島県広島市南区宇品神田1-5-54 県立広島病院耳鼻咽喉科・頭頸部外科, 主任部長

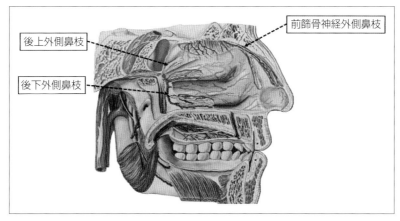

図 1. 鼻腔側壁の神経支配
（文献 4 を引用して改変）

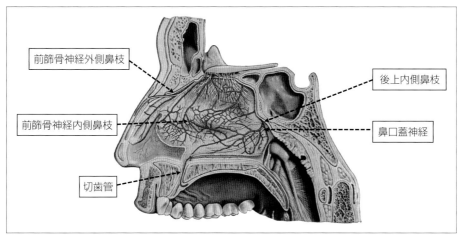

図 2. 鼻中隔の神経支配
（文献 4 を引用して改変）

　外鼻形成術の麻酔に関して以下に述べる．前弯を伴う斜鼻に対する手術として当科では現在，hemitransfixion approach による前弯矯正を含めた鼻中隔矯正術と鼻内からの鼻骨骨切り術を一期的に全身麻酔下で形成外科と合同で行っている[7]．以前は鼻外から鼻骨の骨切りを行っていたが，現在は鼻内から骨切りを行っている．後者のほうが顔面への小切開を必要としない利点がある．ただし，骨切り術の侵襲は大きく全身麻酔下での施行が望ましい．斜鼻の程度が軽い症例に対してはhumpを切除するだけで整容面での満足が得られることは多く，局所麻酔下に施行することも可能である．その際，鼻鏡で鼻翼部を外方へ翻転させて鼻翼軟骨と外側鼻軟骨の境界部位（切開予定部位）を明視下におき，同部の粘膜へ浸潤麻酔を行う．

鼻腔内観察の際の麻酔

　内視鏡を用いて鼻腔内を観察する際，疼痛以外にくしゃみ発作を生じる場合もあり，噴霧麻酔後に観察することが望ましい．ただし，観察後にCT検査を予定している場合は，アドレナリン噴霧は避けたほうがよい．アドレナリンの血管収縮作用により下鼻甲介粘膜が収縮した状態で撮影され，萎縮性鼻炎と誤診する可能性があるためである．また，噴霧麻酔から1分以内に内視鏡を挿入しようとする医師は少なくないが，麻酔の効果発現までには10分近くを要することを理解する必要がある．なお，撓性内視鏡を用いて咽喉頭の観察を行う場合，鼻腔は単なる通り道に過ぎないこ

とが多い．初診患者では経鼻腔的に鼻腔，上咽頭を含めた観察を行う必要はあるが，フォローアップ検査として咽喉頭の観察目的に行う場合には経口的な観察で十分な場合が多い[8]．

鼻腔内の処置と小手術の際の麻酔

鼻出血はキーゼルバッハ部位が頻発部位であり，同部への電気凝固などによる止血が必要となることが多い．噴霧麻酔，表面麻酔である程度の除痛効果は得られるが，処置時に疼痛を訴える場合は少なくない．出血点がはっきりしている場合であっても動脈性出血であれば，出血点周囲の粘膜を広く凝固する必要があるため，必要に応じて浸潤麻酔を追加する．アドレナリンによる止血効果も期待できる．なお，実際の止血に際してはバイポーラを粘膜面に直接当てるのではなく，コメガーゼなどを介して粘膜を広く蒸散する over gauze coagulation[9]を用いたほうが止血効果は高く，処置時の疼痛は少ない．

鼻腔内異物の摘出に際しては，摘出に際して協力が得られない小児などが対象であることが多く，噴霧麻酔をするとさらに暴れることがあるため注意が必要である．異物が嵌頓するなどにより摘出が困難な場合は，下気道異物へと移行するリスクもあるため，局所麻酔下の摘出に拘るよりも全身麻酔下の摘出も検討すべきである．

鼻副鼻腔手術後や鼻出血止血後などで鼻腔内のタンポンガーゼや創傷被覆材などを抜去するときは，噴霧麻酔，表面麻酔を十分に行う必要がある．術後早期は粘膜腫脹が高度であるため中鼻道を確認できないことも多く，タンポンガーゼなどだけでなく綿棒も使用し丹念に表面麻酔を行う．それでも中鼻道を十分に開大できない場合には，ステロイドなどを処方し数日後に改めて鼻処置を行う．

鼻腔内腫瘍の生検に際しては，腫瘍そのものには痛覚がないことが多いため，噴霧麻酔および表面麻酔で十分なことが多い．腫瘍切除を行う場合は腫瘍の基部となっている粘膜周辺への浸潤麻酔をさらに行う．

下鼻甲介粘膜のレーザー照射に際しては，噴霧麻酔および表面麻酔を行う．下鼻甲介粘膜を後端まで含めて全体に広くタンポンガーゼが接触するように15分以上留置する．

鼻中隔矯正術の際の麻酔

鼻中隔矯正術前に当科では前弯の程度をCT画像解析により評価し，前弯の程度に応じて鼻中隔矯正術の術式を決定している[10]．前弯を認めない症例に対する鼻中隔矯正術は，鼻閉改善目的よりも，中鼻道ルートの開大を目的とした場合が多い．これらの症例については鼻中隔軟骨の矯正は行わず，篩骨正中板の一部を主に鉗除する鼻中隔部分切除術[11]を施行している．同術式は鼻中隔前方の粘膜を剥離しない低侵襲手術であるだけなく，縫合操作やパッキングを必要としないため，外来日帰り手術ではよい適応である．一方，軽度前弯以上の症例に対しては，鼻中隔軟骨尾側端の処理をするか否かにかかわらず hemitransfixion approach により手術を行っている[12]．Hemitransfixion approach を用いる利点としては，皮膚粘膜移行部前方から鼻腔底にかけて切開するため広く安全な鼻中隔粘膜弁を挙上できること，術野が良好であること，鼻中隔軟骨尾側端の観察が可能であり同部位が弯曲あるいは鼻稜から脱臼していても batten graft を用いた再建が可能であることなどが挙げられる．局所麻酔の要点について以下に述べる．

鼻中隔部分切除術を行う際の浸潤麻酔では，鼻腔入口部が広い側の鼻中隔軟骨–篩骨正中板接合部前方約5mmの部位にカテラン針を用いて浸潤麻酔を行う（図3-a, 図4）．同部位の粘膜を三角メスにより上下に切開することで軟骨膜下へ到達後（図3-b），篩骨正中板を笹木鉗子により鉗除する（図3-c）．また，粘膜切開線を鼻腔底方向へ延長すれば鋤骨および鼻稜を削除することも可能である（図4）．

Hemitransfixion approach を用いて鼻中隔矯正術を行う際の浸潤麻酔では，凹側の鼻中隔と鼻腔

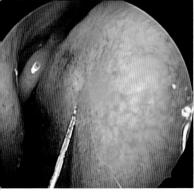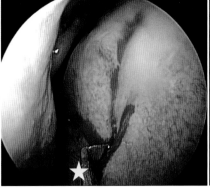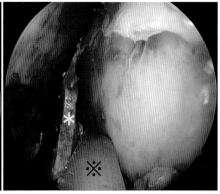

図 3. 鼻中隔部分切除術の実際
a：鼻腔入口部が広い側（本例は右側）の鼻中隔軟骨-篩骨正中板接合部前方約 5 mm の部位へ浸潤麻酔を行う
b：同部位に対して三角メス（☆印）を用いて粘膜切開を行う
c：篩骨正中板（＊印）を笹木鉗子（※印）を用いて切除する

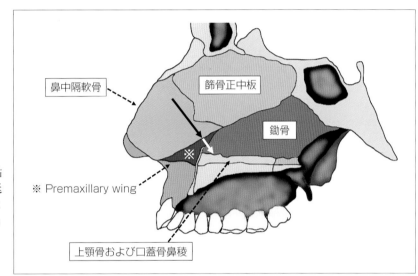

図 4.
鼻中隔部分切除術の応用
鼻中隔部分切除術における粘膜切開線（黒矢印）を下方へ延長すれば（白矢印），鋤骨および鼻稜後方を削除することも可能である
（文献 13 を引用して改変）

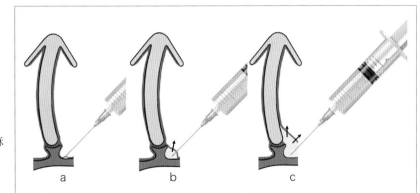

図 5.
鼻中隔矯正術における浸潤麻酔のイメージ
（文献 10 を引用）

底の移行部にエピネフリン含有リドカインを注射する．この際，23 G の針先が骨面に当たっていることを感じながら，針先は動かさずに 5 ml を注入し（図5-a→b），鼻腔底の骨膜と連続させて鼻中隔軟骨膜を剥離する（図5-b→c）．追加として 27 G 針歯科用カートリッジを両側軟骨膜下に 1.8 ml ずつ注射する．この注射器の利点として，ロック式であるため高圧で注入可能であることと，針先

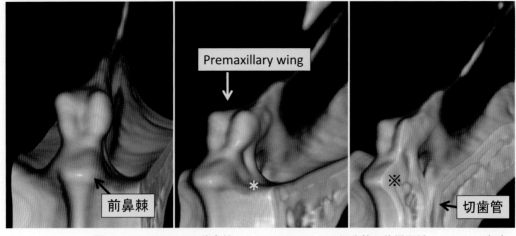

図 6. 3-D CT による前鼻棘，premaxillary wing 切歯管の位置関係　　a | b | c
a：正中やや左方向からみた所見
b：左斜め前方からみた所見
c：b を左側から矢状方向へ正中までスライスした所見
切歯管の前方に premaxillary wing（※印），premaxillary wing の前下方に前鼻棘が確認できる．鼻中隔と鼻腔底の移行部（＊印）に浸潤麻酔を行うことで切歯管内を走行する鼻口蓋神経および鼻口蓋動脈付近へ作用し，premaxillary wing 削除時の疼痛と出血を制御することが可能となる
（文献 13 を引用して改変）

が細いため繊細な操作が可能であることが挙げられる．また，鼻中隔と鼻腔底の移行部に浸潤麻酔を行うことで切歯管内を走行する鼻口蓋神経および鼻口蓋動脈付近へ作用し，premaxillary wing[13] 削除時の疼痛と出血を制御することが可能となる（図6）．切開側は凹側である理由を以下に述べる．凹側から剝離を行えば，鼻中隔と鼻腔底移行部の成す角度が鈍角であるため，粘膜および軟骨の破損のリスクが少ない鼻腔底移行部から剝離を開始して鼻中隔軟骨膜下へスムーズに連続剝離をすることが可能である．これに対して，凹側から剝離を行うと，鼻中隔と鼻腔底移行部の成す角度が鋭角であるため，鼻腔底移行部と鼻中隔軟骨膜下との間における剝離操作を行うことがしばしば困難であるだけでなく，粘膜破損部位をきたした場合，粘膜切開線と近接しているために著明な血流低下をきたして鼻中隔穿孔をきたすリスクがある．

粘膜下下鼻甲介骨切除術の際の麻酔

当科では粘膜下下鼻甲介骨切除術を施行する際，鼻中隔矯正術と併施することが多い．そこで鼻中隔矯正術施行前に両側の下鼻甲介前方へ27

G 針歯科用カートリッジを用いて 0.9 ml ずつ（計1 A）浸潤麻酔を行っている．必要に応じて中鼻甲介下端にも浸潤麻酔を追加することで蝶口蓋動脈からの血流を低下させる[14]．粘膜の閉鎖時からの出血が多いときはアドレナリン液を塗布したベンシーツを数分留置している．バイポーラを用いた止血は行っていない．その理由は，当科では切開部の閉鎖をシアノアクリレート塗布[15]により行っており，バイポーラを用いて蒸散すると切開部の粘膜が収縮し，創部の閉鎖が困難になるためである．また，粘膜下下鼻甲介骨切除術は術後出血の要因となることが多いため，現在，エピスタクシス® を術後 1〜2 日間，留置している．エピスタクシス® は鼻腔手術における新しいパッキング素材である．水和することでゲル化し創部からの出血や滲出液を吸収・保持して創面を密着保護する．また，内部にバルーンが付帯しており，空気注入により止血効果が得られる（図7）．ただし，空気を注入すると鼻内の圧迫感や疼痛が強くなるため，出血量との兼ね合いで注入量を適宜調整しながら使用している．

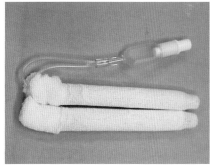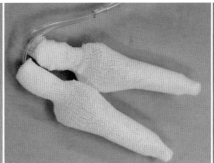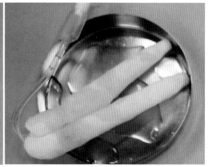

a ｜ b ｜ c

図 7. エピスタクシス®

a：鼻腔手術における新しいパッキング素材
b：内部にバルーンが付帯しており，空気注入により止血効果が得られる．バルーン内に空気 20 ml
　注入した状態
c：水和することでゲル化し創部からの出血や滲出液を吸収・保持して創面を密着保護する

まとめ

外鼻と鼻腔の小手術および処置の際に施行する局所麻酔について述べた．侵襲の程度にもよるが，鼻腔粘膜の疼痛閾値は低いため，噴霧麻酔，表面麻酔，浸潤麻酔の順に，時間をかけて麻酔深度を深めていくことが重要である．

参考文献

1）伊藤　隆（編）：解剖学講義第 8 版：628-630．南山堂，1989．
2）鈴木淳一（編）：標準耳鼻咽喉科第 3 版：243-244．医学書院，2016．
3）毛利　学，島津　黛：臨床に役立つ局所解剖　口蓋の血管・神経．日耳鼻会報，94：1202-1205，1991．
4）岡本道雄（監訳）：図説　Sobotta 人体解剖学第 3 版：154．医学書院，1989．
5）大畑　敦：鼻骨骨折整復固定術．JOHNS，29：1119-1121，2013．
6）渡邊　荘，比野平恭之：鼻骨骨折整復固定術．JOHNS，30：329-331，2014．
7）平位知久，福島典之，永松将吾ほか：鼻中隔前弯を伴う斜鼻に対して鼻骨骨切り術と鼻中隔矯正術の一期的手術を行った 1 例．耳喉頭頸，12：1141-1146，2015．
　Summary　鼻中隔前弯を伴う斜鼻に対して鼻骨骨切り術と鼻中隔矯正術の一期的手術を行うことで，整容面と機能面で改善がみられた 1 例について報告した．
8）平位知久，福島典之，呉　奎真ほか：経口的撓性内視鏡により観察可能な喉頭範囲の検討．耳鼻臨床，113：635-641，2020．
　Summary　撓性内視鏡を用いて経口的に喉頭観察を行った 334 例の観察可能範囲を検討した結果，喉頭蓋まで観察可能な症例が 286 例（85.6%），声帯後方まで観察可能な症例が 235 例（70.4%），声帯前方まで観察可能な症例が 216 例（64.7%）であった．
9）安岡義人：Over gauze coagulation．耳喉頭頸，87：1028-1034，2015．
10）平位知久，福島典之：はなづまりの手術方法—鼻中隔矯正術について—．MB ENT，241：61-66，2020．
11）相原隆一，高橋宏尚，丸山　純ほか：副鼻腔手術における内視鏡下鼻中隔部分切除．耳鼻臨床，90：173-179，1997．
12）平位知久，福島典之，呉　奎真ほか：前弯を伴う鼻中隔弯曲症に対する hemitransfixion approach の検討．日耳鼻会報，121：664-672，2018．
13）平位知久，福島典之，呉　奎真ほか：鼻中隔前弯の程度と premaxillary wing の形状変化との関連について．日耳鼻会報，122：1314-1321，2019．
14）大村和弘：鼻副鼻腔手術における周術期麻酔方法．耳鼻臨床，113：10-11，2020．
15）平位知久，福島典之，呉　奎真ほか：鼻内手術におけるエチル 2-シアノアクリレートの有用性．日耳鼻会報，123：572-579，2020．

MB ENT, 264：38-43, 2021

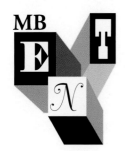

◆特集・耳鼻咽喉科外来処置での局所麻酔

局所麻酔で行う副鼻腔処置と手術
―麻酔のポイントと手技―

柳　徳浩[*1]　大村和弘[*2]

Abstract　鼻副鼻腔手術は全身状態が悪く全身麻酔がかけられない患者や，患者の希望などにより，局所麻酔下に施行されることも少なくない.

局所麻酔下の処置，手術において重要なことは，手術部位に関する知覚を感じる神経や出血しやすい部位をきちんと理解することである.

そのうえで，術前に施行される塗布麻酔（術前処置）と術中に行われる浸潤麻酔，痛みを感じにくい手技，さらに鎮静作用を持つ薬剤の点滴投与をしっかり行いながら患者が安心してリラックスができる環境づくりを作るため，定期的な声掛けやコミュニケーションをしっかりととりながら手術を行っていく必要があると考える.

Key words　副鼻腔手術（sinus surgery），塗布麻酔（topical anesthesia），浸潤麻酔（infiltration anesthesia），デクスメデトミジン（dexmedetomidine），神経ブロック（nerve block）

はじめに

内視鏡下鼻副鼻腔手術は，慢性副鼻腔炎に対する外科的治療の標準術式として広く行われている．その目的は経鼻的に篩骨洞の十分な開放を中心とし，さらに他の副鼻腔自然口を開大して洞内の病的粘膜やポリープを清掃し，換気排泄能を改善に導くことである．

一般的には，鼻副鼻腔手術は内視鏡下で全身麻酔下に施行される印象があるが，全身状態が悪く全身麻酔がかけられない患者や，患者の希望などにより，局所麻酔下に施行されることも少なくない．

基本的に当院では局所麻酔での手術は行っておらず，近年は全身麻酔での手術を行い，全身麻酔の危険性が高い症例に対して局所麻酔を行うことが多いため，やるしかない症例に限り局所麻酔での手術を行っている．そのため，基本的にはどんな症例でも手術を行うことは可能である．

ただ，この項目を読んでいる先生方は，局所麻酔での手術を積極的に行っている方も多いと思うので，筆者の考える積極的には行わない症例として下記のものを挙げる．

局所麻酔での手術に向かない症例としては，
1）洗浄やドリルの際の水や出血が咽頭に流入する可能性のある症例
- 大量に洗浄が必要となるような真菌性副鼻腔炎の患者（水が咽頭に流入する）
- ドリルでの骨削開が広範囲で必要な症例（ドリリングの際の水が咽頭へ流入する）
- 出血が多くなる可能性がある症例（急性炎症の患者・血流豊富な腫瘍）
2）痛みのコントロールが難しい症例（特に上顎洞底部）
- 上顎洞底部の処置が必要となるような病変（良性腫瘍・術後性頬部嚢胞など）
3）一度手術をすると，再手術での修正が難しい症例

[*1] Yanagi Norihiro, 〒105-8471 東京都港区西新橋 3-19-18　東京慈恵会医科大学耳鼻咽喉科学教室，助教
[*2] Omura Kazuhiro, 同，講師

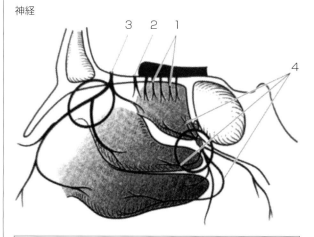

神経

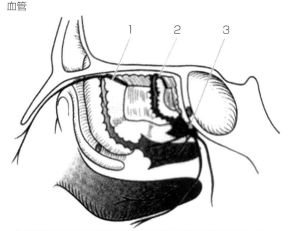

血管

1. olfactory nerve（嗅神経）
2. anterior ethmoidal nerve（前篩骨神経）
3. posterior ethmoidal nerve（後篩骨神経）
4. posterior nasal nerve（後鼻神経）と自律神経は
　　shenopalatine ganglion（翼口蓋神経節）から分布

1. anterior ethmoidal artery（前篩骨動脈）
2. posterior ethmoidal artery（後篩骨動脈）
3. sphenopalatine artery（蝶口蓋動脈）

図 1．鼻腔側壁に分布する神経・血管
（文献 1 より引用）

- 悪性腫瘍
- 有茎粘膜弁の挙上が必須の症例
4）先端恐怖症・閉所恐怖症・外来での鼻処置でも
　　痛みや不安が強くある患者
　　などが挙がる．

　これらの適応を踏まえながら，患者にとって手術による外科的治療のメリットを考えて，局所麻酔での治療が患者にとって最善と判断した場合には使用している．

　本稿では，当院で行っている手術の術前処置や浸潤麻酔，体位や術中の麻酔薬を含めた局所麻酔下での副鼻腔手術の方法ついて文献的考察を加えて述べる．

局所解剖

　まず，局所麻酔において重要なことは，手術部位に関する知覚を感じる神経や出血しやすい部位をきちんと理解することである．

　重要な神経は，三叉神経第1枝（眼神経）の枝である前・後篩骨神経で，篩骨洞，蝶形骨洞，鼻腔側壁，鼻中隔前方，前頭洞に分布する[1]．また，三叉神経第2枝（上顎神経）の枝である眼窩下神経は上顎洞と外鼻の知覚をつかさどる．さらに，翼口蓋神経節を経由した後鼻神経は鼻腔側壁および鼻中隔後方，軟口蓋，硬口蓋，歯肉を支配する．麻酔で重要なのは前篩骨神経が通過する鼻堤と，後鼻神経が通過する中鼻甲介後端である．鼻腔側壁の主な栄養血管は，前・後篩骨動脈と蝶口蓋動脈である（図1）ため，これらの領域にしっかり麻酔を行うことで出血予防や副損傷を予防することができるため，局所麻酔ではこのような局所解剖を理解して行うことが重要である．

実際の手技

　ここからは実際の手技の項目となる．まず，手順としては2ステップある．

ステップ1（病棟処置室での前処置）

　もし可能であれば，術前麻酔として病棟の処置室で鼻毛切り，綿棒での塗布麻酔，綿花での麻酔を行っておくと，患者にとって手術の前の簡単な予行練習となり，さらには手術室での滞在時間を減らすことができるので効果的であると考えている．

　さらに，ここで局所麻酔をする際の痛みの感じ

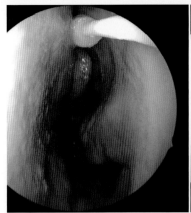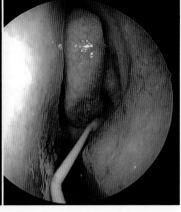

図 2.
塗布麻酔の実際

方を事前に説明し，患者のペースで麻酔を進めて
いき，麻酔を行っている間に患者の感じる症状を
先回りして伝えることも，患者の安心感を増すた
めに必要だと考える．

　例えば，麻酔薬を浸した綿花を挿入する場合
は，麻酔薬が咽頭に流れ込むため，「苦い味がしま
す・飲み込みにくい感じが出てきます・時には息
が吸いこみにくい感じが出てきます(咽喉頭の知
覚が麻痺するため．アナフィラキシーとの鑑別は
大切)」，鼻背に綿棒を挿入する場合は「鼻がつん
とする感じがします」，鼻中隔の後方や翼口蓋窩
周辺への塗布麻酔をする際には「痛いです」と声
をかける．

　さらに，患者が痛がっている時は手は動かさ
ず，痛みがなくなった時点で麻酔の手を再度動か
す．

　というような患者との呼吸を合わせる一工夫も
有効である．

ステップ2(静脈麻酔：デクスメデトミジンの投与＋局注)

- 手術室に入室したら，患者確認やモニターの
セッティングを行う．
- 静脈ルートを確保しデクスメデトミジンの投与
を開始する．
- 手術開始の約10分前には局所麻酔の注射と
supra bulla cell(以下，SBC)への塗布麻酔を追
加する．

その他(術中の痛み軽減のための手技のコツ)

　では，詳細をみていこう．

1．術前麻酔

　局所麻酔は大きく術前に施行される塗布麻酔
(術前処置)と術中に行われる浸潤麻酔，さらに鎮
静作用を持つ薬剤の点滴投与に分けられる．局所
麻酔下の手術においては，特に術前処置での表面
塗布麻酔が重要と考える．術前処置がうまくいく
と患者への術中の疼痛をしっかりと取り除くこと
ができ，不安な気持ちが解消される．

　主に使用する局所麻酔薬は塩酸コカイン，リド
カイン，アドレナリンである．これらの薬剤は特
性と副作用，そして極量を常に意識して使用する
必要がある．管理が大変という点はあるが，塩酸
コカインの塗布麻酔による鎮痛効果と出血抑制効
果は大変有効であるため，当院では塩酸コカイン
を術前処置に用いている．また，4％キシロカイン
と5,000倍ボスミンを綿花やガーゼに湿らせて使
用している．

　まず，総鼻道めがけて大まかに綿花を挿入して
から鼻毛をカットする．その後，綿花を抜去する
と深部が観察できるようになり，塩酸コカインを
塗布した綿棒にて，鼻腔全体の塗布麻酔を丹念に
行う．中鼻道を拡大，篩骨胞前面を含め，中鼻道
上端から後下端へコカイン液の塗布を行う．

　術前にポリープが鼻内に充満していたとしても
可能な限り，鼻中隔・鼻背・中鼻道に塗布麻酔を
行う．その際のポイントとしては，綿棒を曲げる
ことによって下鼻甲介の後端を沿わせて蝶口蓋動
脈周辺の領域に塗布麻酔を行うことである(図2)．

　その後，残ったコカイン液ないしは，4％キシロ

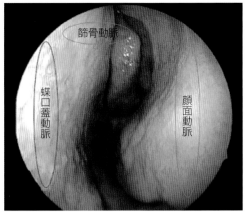

図 3. 鼻腔内所見と動脈走行のイメージ

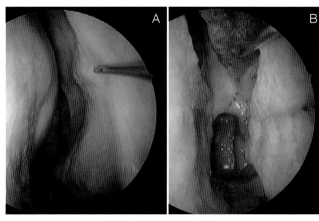

図 4. 浸潤麻酔の実際

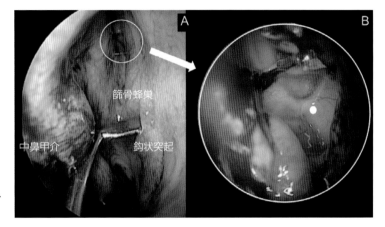

図 5.
中鼻道内の SBC へのルート

カインと 5,000 倍ボスミンをガーゼに湿らして中鼻道, 嗅裂, 総鼻道, 下鼻道に挿入し手洗いにいく.

2. 術中麻酔

術中麻酔として大事なのは浸潤麻酔と薬剤投与による術中鎮静である. 加えて手術開始時に SBC を同定し同部位へ塗布麻酔のガーゼを挿入することで, 術中の出血が抑制できることを証明できたため, こちらの方法も紹介する.

浸潤麻酔は 1%E 入りキシロカイン® と 1%キシロカイン® を 10 ml ずつ混ぜて使用している. 浸潤麻酔の対象となる領域は 2 つである. 一つ目は鼻腔側壁の顔面動脈と篩骨動脈領域(図 3, 図 4-A), 二つ目は中鼻甲介下端の蝶口蓋動脈領域(図 3, 図 4-B)で, それぞれ 0.5～1 ml 局注する. 時に図 4-B に関しては中鼻甲介のこの部分が粘膜下組織に厚みがあり, 麻酔薬が漏れることなく注射できる場所である. この位置より外側面には蝶口

蓋動脈を損傷する危険もあり, 仮性動脈瘤になることもあるので, 注意が必要である. そして注射した後, アドレナリンの薬効が効き目を示すまで最低 8 分は待つことが大切である.

ここまでの方法では十分に麻酔の行うことができない篩骨動脈の塗布麻酔を手術が始まってすぐに行う. 篩骨動脈は篩骨洞の粘膜の血流を担っている. そのため, 篩骨洞手術を行う鼻副鼻腔手術ではこの操作が大変重要である.

中鼻道を観察すると篩骨蜂巣と中鼻甲介の付着部分から SBC へのルートの同定ができる(図 5). SBC 内または周辺に前篩骨動脈が走行していることが多いため(図 5-B 白丸), SBC 内に塗布麻酔用のガーゼを挿入する. この麻酔により術中の出血が減少したという報告[2]をしており, 好酸球数性副鼻腔炎など炎症が強い症例や事前に出血が多いと予想される症例には是非とも施行していただきたいと考える.

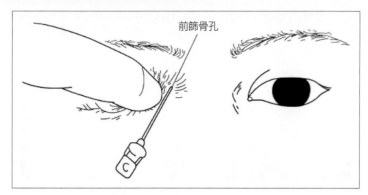

図 6.
前篩骨神経ブロック
上眼窩切痕を確認し，眼球を外側に
圧迫し眼窩上内側縁に刺入する
（文献 1 より引用）

また，術中鎮静においてはデクスメデトミジン（プレセデックス®）の点滴が有用である．デクスメデトミジンは2013年に，局所麻酔下における非挿管での手術・処置時の鎮静が適応に追加された．局所麻酔下手術時の鎮静は，3〜6 μg/kg/hr で 10 分投与した後0.4〜0.7 μg/kg/hr で持続投与する．効果が得られた後は深い鎮静であっても呼び掛けには反応し，呼吸抑制作用が軽度であり，鎮静作用だけでなく鎮痛作用も併せ持つ，といった利点を持つ[3].

至適鎮静濃度を速やかに得られる反面，血中濃度の急激な上昇により，一過性に血圧上昇や徐脈，血圧低下をきたすことがあるので循環動態・呼吸状態について継続的な監視体制を整えた状況で投与すべきではある．

また，徐脈に対してはアトロピンを静注できるように準備しておくこと．筆者の経験ではこれと濃度を浅くすることで対応できているが，それでも改善しない場合は，体表ペーシングなども必要となる可能性があるため，体表ペーシングの機材も準備して手術を行っている．

使用に関して注意は必要だが，デクスメデトミジンが内視鏡下鼻内手術において術中の出血を減少させ，手術野の質を改善するという報告があり[4]適切に使用することで安全な手術を行うことはできると考える．

伝達麻酔（神経ブロック）

伝達麻酔の目的は，ブロックする神経に直接麻酔することでその神経支配領域に鎮痛を加えることである．また，伴走する血管も収縮するので出血を抑制する効果もある．全身麻酔下では行わない症例も多いが，局所麻酔下での手術では効果的と考えられている[1].

しかし，筆者は篩骨洞中心の手術を行う際に，ブロックは用いておらず，下記の1，2も使用した経験がない．特に，1のブロックに関しては，前述した SBC への麻酔で代用できると考えているため，術後眼窩内血腫のリスクも考えると全く推奨しない．

1．前後篩骨神経ブロック（図6）

眼窩内の前篩骨神経孔に行う．上眼窩切痕を確認し，眼球を外側に圧排しながら23ゲージのカテラン針で眼窩上内側縁に刺入する．骨面を感じながら約 30 mm 程度刺入すると前篩骨神経孔に達するので，キシロカイン® 注 1%エピネフリンを 3 ml ほど注入すると前後の篩骨神経が麻酔されるともに，動脈も収縮し出血を抑える効果もある．動脈の損傷による眼窩内血腫を起こすことがあるので注意する必要がある．

2．上顎神経，翼口蓋神経節ブロック（図7）

上顎内に痛みを伴う処置を行うときは有用である．翼口蓋窩に麻酔薬を注入することで，上顎神経，翼口蓋神経節に麻酔を行う．頬骨上顎縫合下端を触れ，同部位からドイツ水平面に対して 60〜70°，矢状面に対して鼻骨上端に向かって針を進める．4〜5 cm ほど進めると翼状突起外側板に当たる．そこから内側に針先を移動させると骨の隆起を超えて翼口蓋窩に入るため，キシロカイン® 注 1%エピネフリンを 3〜5 ml ほど注入する．同部位は顎動脈，視神経など周囲に危険な部位が多く眼球の損傷などに注意して慎重に行う必要がある．

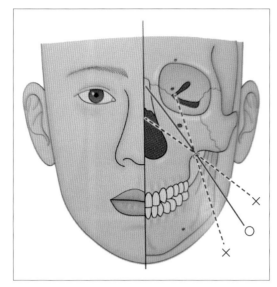

図 7. 上顎神経，翼口蓋神経節ブロック
（文献1より引用）

術中の痛み軽減のためのその他のコツ

- 麻酔を行っていても，一度「痛い」と思ってしまうとその後は手術が進めにくくなるのが局所麻酔の難しいところ．なるべく痛いと思わせない手術手技が必要で，手術操作に強い痛みが加わりそうな場所は最後に残しておく必要がある．

- 痛いと思うきっかけとなる操作は，やはり伸展刺激である．

  中鼻甲介や下鼻甲介をレポしたり，吸引を副鼻腔に挿入して副鼻腔に陰圧がかかるなどの操作は十分にその際に伸展されるであろう骨膜への注射麻酔をしたり，副鼻腔への圧がかからないように処置をしたのちに吸引を挿入するなどの注意が必要である．

  なお，鈍的な操作も慎むべきであり，鋭的な操作を行う必要がある．

- 術中に患者が疼痛を訴えることがある．その場合は，まずは4％キシロカインと5,000倍ボスミンを浸したガーゼを挿入し，浸潤麻酔を追加できる場所であれば施行する．

- また，術中の体位に関しては長時間同じ姿勢による患者の負担がなければ頭位を水平面から20°以上にすると術中の出血が少ないという報告があり[5]，術中の出血減少は合併症のリスクを減らすためにも重要である．

最後に

今回，局所麻酔下手術を安全に効果的に行うための手技をお伝えした．局所麻酔下の手術は，手術枠や術前検査などの調整にかける負担が少なく，気軽にできる一方で，全身麻酔で行う手術よりも様々な注意を払う必要があり，筆者個人としては手術手技に集中しきれないため，好んでは用いていない．しかし，上記ステップをしっかりと抑えれば大抵の症例で手術が可能となるため習得する価値は十分ある．この項目が皆様の日常診療に少しでも足しになることを願っている．

参考文献

1) 森山　寛，春名眞一，鴻　信義：内視鏡下鼻内副鼻腔手術．医学書院，2015.
2) Omura K, Nomura K, Aoki S, et al：Effect of gauze placement soaked with adrenaline at suprabullar recess on hemostasis during endoscopic sinus surgery：A randomized controlled trial. Head Neck, **42**(9)：2397-2404, 2020.
   Summary　Supra bulla cell を同定し同部位へ塗布麻酔のガーゼを挿入することで，術中の出血が抑制できることを報告した．
3) 三尾　寧：麻酔における診療の質向上の試み—より一層の患者安全を目指して—．耳展，**59**(1)：37-44, 2016.
4) Snidvongs K, Tingthanathikul W, Aeumjaturapat S, et al：Dexmedetomidine improves the quality of the operative field for functional endoscopic sinus surgery：systematic review. J Laryngol Otol, **129**(S3)：S8-S13, 2015.
5) Gan EC, Habib AR, Rajwani A, et al：Five-degree, 10-degree, and 20-degree reverse Trendelenburg position during functional endoscopic sinus surgery：a double-blind randomized controlled trial. Int Forum Allergy Rhinol 4(1)：61-68, 2014.
   Summary　内視鏡下鼻内手術において，患者頭位が20°の群が5°，10°よりも術中出血が約100 m*l* 程度出血少ないことを報告した．

Monthly Book
ENTONI
エントーニ

編集主幹
小林　俊光（仙塩利府病院耳科手術センター長）
曾根三千彦（名古屋大学教授）

通常号定価 2,750 円（本体 2,500 円＋税）

"はなづまり"を診る

No. 241（2020 年 2 月号）
編集企画／竹野　幸夫（広島大学教授）

はなづまりの病態生理に
裏付けられた診断治療を解説

- 鼻腔生理とはなづまりの病態
- はなづまりの評価法と検査法
- はなづまりと嗅覚障害
- はなづまりと睡眠障害
- はなづまりと加齢・ホルモン・心因
- はなづまりとアレルギー性鼻炎・花粉症
- はなづまりと副鼻腔炎
- はなづまりの薬物療法
- はなづまりの保存療法
  　―局所処置とネブライザー療法―
- はなづまりの手術方法
  　―鼻中隔矯正術について―
- はなづまりの手術療法
  　―下鼻甲介手術について―

味覚・嗅覚の診療 update

No. 251（2020年 11 月号）
編集企画／三輪高喜（金沢医科大学教授）

味覚・嗅覚それぞれの特性を
十分に理解して対応することが重要

- 味覚障害の種々相
- 亜鉛と味覚障害
- 心因性味覚障害・舌痛症
- 薬物性味覚障害
- 味覚障害の種々相
- 慢性副鼻腔炎による嗅覚障害の病態と治療
- 感冒後嗅覚障害の病態と治療
- 嗅覚障害と認知症
- 嗅覚刺激療法
- 嗅覚・味覚障害の漢方療法
- 味覚・嗅覚障害と全身疾患

詳しく知りたい！
舌下免疫療法

No. 250（2020 年 10 月号）
編集企画／藤枝　重治（福井大学教授）

基礎から臨床まで、自験例を含め紹介

- 舌下免疫療法 ―どうして舌下なのか？―
- 舌下免疫療法の臨床効果が得られる症例とは。どんな症例に行うのか
- 我が国で実施されている舌下免疫療法の効果と安全性に関するエビデンス
- スギ舌下免疫療法と注意点
- スギ花粉症の効果
- ダニ舌下免疫療法の安全な導入と注意点
- ダニの舌下免疫療法の効果
- 口腔アレルギー症候群に対する舌下免疫療法
- 気管支喘息に対する舌下免疫療法の効果
- 小児に対する舌下免疫療法の実際
- 舌下免疫療法の作用機序
- 舌下免疫療法とバイオマーカー
- COVID-19 パンデミックと舌下免疫療法

せき・たん
―鑑別診断のポイントと治療戦略―

No. 232（2019 年 5 月号）
編集企画／平野　滋（京都府立医科大学教授）

各領域のエキスパートにより
鑑別診断・治療戦略を伝授

- 咳反射・喉頭防御反射
- 慢性咳嗽
- 副鼻腔気管支症候群
- 咽喉頭逆流症
- 喉頭アレルギー
- 小児のせき・たん
- 高齢者のせき・たん
- 免疫疾患・免疫低下と関連するせき・たん
- 薬剤性間質性肺炎
- 肺炎とせき・たん
- 誤嚥とせき・たん

 全日本病院出版会　〒113-0033 東京都文京区本郷 3-16-4　Tel：03-5689-5989
www.zenniti.com　Fax：03-5689-8030

MB ENT, 264：45-51, 2021

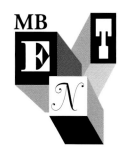

◆特集・耳鼻咽喉科外来処置での局所麻酔

局所麻酔で行う口腔咽頭処置と外来手術
―麻酔のポイントと手技―

桑島　秀[*]

Abstract　口腔咽頭疾患で処置や手術を必要とされる疾患は，日常診療で比較的よく経験される．これらの疾患では，待機的に手術を計画することもあれば，診断後すぐに処置を検討しなければいけない場合や入院施設への紹介を必要とされる場合もある．外来で処置や手術が可能であれば，患者にとっても有益な面もあるため，症例を選択し治療を行うことは重要である．一般的に患者に十分な説明がなされたうえで，手術時間が短く，出血量や術後合併症のリスクが少ないと想定される場合は，外来で局所麻酔下の処置や手術が検討される．局所麻酔下の治療は，疼痛などで患者に不安や恐怖を与えることもあるが，手技自体は複雑なものではないため，しっかり麻酔を行い鎮痛することで患者の協力も得られて安全に治療することが可能となる．

Key words　局所麻酔(local anesthesia)，口唇嚢胞(mucocele)，唾石症(sialolithiasis)，扁桃周囲膿瘍(peritonsillar abscess)，舌小帯短縮症(ankyloglossia)

はじめに

　口腔咽頭疾患における処置や手術は，特殊な器具を用いずに短時間で施行できる手技も多く，これまでもよく局所麻酔下で施行されてきた．その場合，まず大切なのは症例の選択となる．口腔内の処置になることから，恐怖や緊張は避けられないと考えられ，それに対応可能な症例を選択する．また，すべての処置や手術においては血管確保を行い，処置や手術終了後の経過観察の時間を設けることが重要である．本稿では，日常診療の外来でよく行われる口腔咽頭疾患の処置や手術における麻酔法や手技について述べる．

口唇嚢胞

　口唇嚢胞は日常診療にてしばしば遭遇する疾患であり，特に下口唇に好発する．発生に性差，左右差はなく，どの年代にも発生しうるが10歳台が7割と多い．病理学的にほとんどは小唾液腺導出

管の破綻に起因する仮性嚢胞である．外傷により口腔粘膜内の小唾液腺の導管が閉塞，損傷により周囲軟部組織内に唾液が流出，貯留して発生するとされる[1]．

1．手術適応

　口唇嚢胞は自然縮小することもあるが，縮小しない場合や嚢胞が気になるような場合は治療の適応と考えられる．治療は一般的に摘出手術が行われる．たいていの場合は数mm程度の大きさであるため，局所麻酔下に摘出が可能と考えられる．ただし，小児の場合は，年齢や性格などで局麻下の手術が困難な場合があり，全身麻酔下の手術を検討することもある．また，嚢胞の大きさが1cmを超えるようなときは，術後の瘢痕拘縮により口唇の変形をきたすこともあり得るので，形成外科的な再建も考慮する必要がある[1]．

2．手術手技

　麻酔は10万倍アドレナリン含有1%リドカイン塩酸塩注射液を用いて浸潤麻酔を行う．局所麻酔

＊　Kuwashima Shigeru，〒028-3694　岩手県紫波郡矢巾町医大通1-1-1　岩手医科大学耳鼻咽喉科学講座, 助教

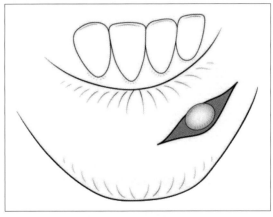

図 1. 下口唇嚢胞切開
嚢胞に切り込まないようにわずかに周囲組織を
つけて紡錘形に切開する
（文献 1 より引用）

薬の注入は嚢胞周囲の粘膜下に 26 G など細い針を用いて行い，嚢胞内に麻酔薬が注入されないように注意する．この際，口唇をめくるように片手で保持すると注入しやすい．また，摘出の際も，助手に同様に口唇をめくってもらうことで，その後の処置が行いやすくなる．

　嚢胞に切り込まないように注意しながら 11 番メスや 15 番メスを用いて嚢胞周囲粘膜を切開する．嚢胞摘出後に粘膜縫合することを考え，dog ear を防ぐようにやや紡錘形に切開する（図1）．出血が多いことはないが，術野が小さいので少量の出血でも術野の妨げになることがあるため，適宜綿球やコメガーゼで出血を吸収する．または，先端の細いバイポーラや先端が針状の電気メスを用いて止血する．嚢胞を被膜する粘膜の切開縁を把持し，嚢胞を適度に牽引することにより，嚢胞周囲に伸展した索状軟部組織を確認できるため，これらを眼科用剪刀や電気メスを用いて切離していく．一般的に嚢胞壁は薄く，破れやすいと考えられるため，嚢胞壁を露出しないように周囲に軟部組織を付けた状態で切離をすすめる．嚢胞は粘膜内に発生するため，深部の操作が筋層に達しないように注意が必要である[2]．この操作を繰り返していくことで，嚢胞は被膜粘膜とともに周囲に軟部組織を付けた状態で摘出される．術野に周囲の小唾液腺が露出されることもあり，損傷しないよ

う注意を要するが，一緒に摘出してもよい．最後に口唇粘膜を 5-0 ナイロンまたは吸収糸で縫合する．

　術後は経口摂取などに制限はなく，5〜7 日後に抜糸を行う．

唾石症

　唾石症は唾液腺やその導管内に結石が生じる疾患であり，顎下腺やその導管であるワルトン管内に生じることが圧倒的に多い．診断に関しては，顎下部の腫脹や疼痛で受診されることが多く，特に食後に症状が増強することが特徴的である．口腔底の触診，顎下部との双手診にて硬結を確認し，さらに画像検査でその位置を確認できる．治療に際しては，唾石の大きさや存在部位により検討される．小さな唾石の場合は，自然排石を期待して唾液腺マッサージを行ったり，酸味のあるものをとってもらったりして唾液分泌を促す[3]．保存的に治療を行い，排出されなければ外科的治療を検討する．外科的治療は，その唾石の存在部位により口腔内から切開し唾石を摘出する口内法と外切開により顎下腺を摘出する外切開法とがある．また，近年では内視鏡下に唾石を摘出する手術も行われているが，一般的に外来手術で摘出可能と考えられるのは，局麻下口内法による唾石摘出と考えられる．

1．手術適応

　術前に画像検査などで唾石の存在部位や大きさを確認しておく必要があり，外来手術としては管内結石が良い適応と考えられる．口内法による摘出は，ワルトン管開口部に近いほど難易度はやさしくなる．ワルトン管内であっても触診で触れない場合や触知可能であっても移行部に近い場合は，外来での手術は無理をせずに入院治療を検討する．唾石により急性炎症をきたしている場合は，炎症に対する治療を優先する．また，局麻下に手術を行う場合は，患者に開口を維持してもらう必要があるため，開口障害のある場合や小児の場合は適応とならないこともある．

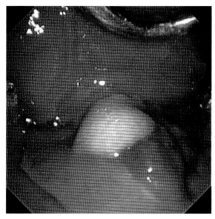

図 2. 急性化膿性顎下腺炎
ワルトン管からの排膿と口腔底の
腫脹を認める

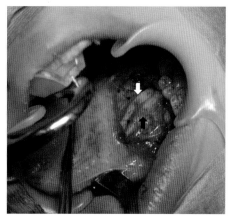

図 3. ワルトン管と舌神経の位置関係
（舌下腺摘出後の所見）
ワルトン管（白矢印）に舌神経（黒矢印）が
近接している

2．手術手技

ワルトン管開口部より涙管ブジーを挿入し，その走行を確認したのちに，ワルトン管周囲の粘膜下と唾石の直上に10万倍アドレナリン含有1%リドカイン塩酸塩注射液を用いて浸潤麻酔を行う．局所麻酔の際に注入液の圧で唾石が移動してしまうことがあるので，唾石が触れる部位より外側（中枢より）から浸潤麻酔を行うことで唾石の移動を予防する[4]．

急性化膿性顎下腺炎を生じている場合は，ワルトン管からの排膿が確認され，口腔底に膿瘍を形成し腫脹をきたしていることもある（図2）．このような場合は，口腔底を局所麻酔後に切開・排膿することで唾石も排出されることがある．ワルトン管開口部に唾石が近い場合は，ワルトン管開口部より涙管ブジーを挿入し，ブジーに沿って粘膜切開する．ブジーを軽く挙上するようにすることで，ワルトン管も同時に切開が可能となる．ワルトン管の長軸方向に，粘膜とワルトン管を観音開きになるようなイメージで切開していくと，貯留していた唾液や膿汁が流出してくることもあり，適宜吸引する．このようにワルトン管を切開したのち，顎下腺を圧排して唾液流出を促すことで，唾石が小さい場合やワルトン管と癒着がない場合は，貯留唾液とともに唾石は排出されることもある．多くの場合は唾石とワルトン管が癒着しているため，無理に唾石をかき出すように摘出すると

唾石が粉砕し，摘出に手間を生じる可能性がある．唾石の直上でワルトン管をしっかり切開し，唾石からワルトン管の癒着を剥離するようなイメージで摘出すると粉砕を防ぐことができる．

ワルトン管開口部の瘢痕により涙管ブジーが挿入困難な場合や，開口部よりやや離れた部位に唾石が存在するときは，粘膜切開後にワルトン管を確認する必要がある．唾石を触れる部位で粘膜を切開し，粘膜下を剥離しワルトン管を確認するが，ワルトン管は開口部より1.5 mmほどより奥になると，粘膜表面より予想外に離れているように感じる[4]．このときは，双手診の要領で助手に顎下部を軽く圧排してもらうことで，ワルトン管が粘膜表層に近づき確認しやすくなる．また，小舌下腺管が開口する舌下ヒダより内側で粘膜切開をすることで，舌下腺にできるだけ切り込まないように注意する[5]．唾石を触知しながら剥離を進めていくと，ワルトン管内に唾石が透見できるようになる．唾石の直上でワルトン管を切開し唾石を摘出する．ワルトン管の後方では特に舌神経の走行に注意が必要である．舌神経は口腔前方では，ワルトン管の下方を走行し，後方ではワルトン管の上外側を走行していてワルトン管に近接する（図3）．ワルトン管切開の際には，確実に舌神経を避けられるような視野展開，確保が必要である．

唾石摘出後は，ワルトン管狭窄を予防するためや創部の切開部位を縫縮するためにワルトン管の

管壁と周囲粘膜を縫合する[4]．ただし，開放創としてもワルトン管狭窄による顎下腺腫脹や術後感染などは生じなかったとの報告もあり[3]，開放創としておいてもよい．

局所麻酔下での唾石摘出術においては，視診や触診で唾石の位置を常に確認しながら手術をすすめていくことが重要である．また，助手に顎下部を圧排してもらう，粘膜を牽引してもらうなど視野確保して手術をすすめていく．

扁桃周囲膿瘍

急性扁桃炎から炎症が口蓋扁桃被膜の外側（口蓋扁桃と咽頭収縮筋の間の疎性結合組織である扁桃周囲間隙）に波及し，膿瘍を形成した状態が扁桃周囲膿瘍とされる．いわゆる深頸部感染症の中ではもっとも多い病態である．重症例では周囲の間隙へ炎症が波及し呼吸困難など重篤な状態となる危険性があり注意を要する．

膿瘍の局在部位は上極型と下極型に分類されることがある．上極型は口蓋扁桃の急性化膿性炎症に続発することが多く，扁桃上窩を中心に膿瘍を形成する．下極型は齲歯などの歯性化膿性炎症が原因となり，扁桃下極の深部に膿瘍を形成する．日常診療で診察するのは上極型が多い．激しい咽頭痛や発熱で外来を受診され，口腔内所見では患側の軟口蓋の腫脹や粘膜浮腫，健側への口蓋垂の偏位を認めることで診断は容易である．一方，下極型は上極型のような口腔内の典型的な所見に乏しく，内視鏡検査やCT検査で診断される．そして，下方に伸展しやすく，早期から喉頭浮腫など喉頭病変を伴うことが多いとされる[6]ため入院設備のある医療機関での治療が必要である．

扁桃周囲膿瘍の治療として抗菌薬投与が必要であるが，有効な薬剤選択のためにも可及的早期に排膿を行うことは，起因菌の同定と重症化・遷延化を防ぐ観点から非常に有益である[7]．扁桃周囲膿瘍の排膿処置には，穿刺吸引，切開排膿，膿瘍扁摘の3つの方法があるとされるが，膿瘍扁摘は当然入院治療が必要とされるため，外来処置では穿刺吸引や切開排膿を選択することとなる．以前は扁桃周囲膿瘍の外科処置は切開排膿が基本と考え，試験穿刺で膿瘍が確認できた場合，ほぼすべての症例で切開排膿を行っていた．近年では，穿刺吸引と抗菌薬治療の組み合わせで治癒する症例も多く経験され，その治癒率は90％にも達するとされている[4)7)8]．このため外来治療では，高い治癒率と侵襲の程度を考慮して穿刺吸引を行うことが多い．それでも切開排膿を必要とする症例もあり，膿汁が粘性で十分に吸引できない場合，膿汁産生・貯留が多く頻回の穿刺吸引を必要とする場合では切開排膿を検討する必要がある．穿刺のみでなく切開排膿を行うことで，処置翌日でも切開部位の確認が可能となり，同部位を鉗子で再開放し排膿を行うことも可能となる[6]．

1．適　応
前述のように扁桃周囲膿瘍は，局所所見から診断は可能であり，軟口蓋腫脹を伴い膿瘍形成を疑った症例が穿刺吸引の適応となる．ただし，炎症により開口障害をきたしていることがあり，経口腔的に膿瘍部の視診と触診が可能である必要がある．また，処置に伴う苦痛だけでなく，炎症による疼痛もあることから，患者自身が処置に協力できる症例である必要がある．穿刺にて膿瘍を確認できた場合，それに続いて切開排膿を行う．膿瘍が確認できなかった場合は，炎症による腫脹のみで膿瘍が形成されていない可能性や膿瘍形成されていても穿刺部位より深部や下方にある可能性を考え，CT検査で膿瘍状態を確認する必要がある．そのため，経口腔的に処置が困難な症例，処置に協力困難な小児例，画像検査を必要とする症例では，入院設備のある医療機関に治療を依頼する．

2．手　技
口腔内の操作になるため，咽頭全体に麻酔することで咽頭反射を抑制しておきたいところではあるが，膿汁や血液の誤嚥のリスクもあることから咽頭全体の麻酔は行わない．視診や触診により定めた穿刺部位を4％キシロカイン液や8％キシロ

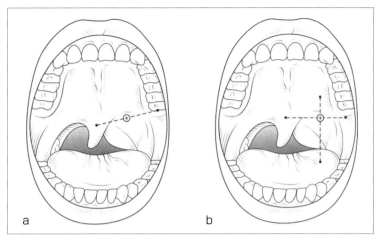

図 4. 扁桃周囲膿瘍の穿刺部位
a：Chiari 点. 口蓋垂基部と上顎智歯を結ぶ中点で前口蓋弓に
　並行な点
b：Thompson 点. 口蓋垂基部を通る水平線と前口蓋弓下 1/3
　を通る垂直線の交点
（文献 7 から引用）

カインスプレーを用いて粘膜表面の麻酔を行う. これでも数分待つことで, いくらか咽頭反射の抑制を得られる. さらに, 10 万倍アドレナリン含有 1%リドカイン塩酸塩注射液を用いて浸潤麻酔を行う. 開口障害がある場合, 注入部位が切歯からは深部になるので, カテラン針を用いて注入することになる. 開口障害があっても中鼻甲介後端に 4%キシロカインガーゼを挿入することで, 翼口蓋神経節が遮断され, 反射性筋収縮の反射経路がブロックされて開口障害を軽減する方法もある[4]. 麻酔液注入の際は, 粘膜下に注射液が注入されるように注意する. うまく粘膜下に挿入されると, 粘膜面が水疱のように腫脹し, また粘膜が白くなることで麻酔部位の確認が可能となる. 粘膜層を突き抜けて膿瘍腔に注入されると, 麻酔効果が得られないだけでなく疼痛が増強することになるので注意を要する.

　穿刺吸引の際は, 貯留している膿汁が粘性のこともあり, 18 G の注射針と 10 ml の注射器を用いて行う. 開口障害がある場合は, 5 ml の注射器を使用することもある. 穿刺を行う部位は, 古典的に Chiari 点や Thompson 点が知られているが, その周囲でもっとも膨隆している部位でもよい(図 4). 粘膜を穿刺し注射器を引いて陰圧をかけながら, 少しずつ針先を 1～2 cm ほど深部に進めてい

く. 膿瘍腔に入ると, 急に抵抗がなくなり膿汁が吸引される. その位置で針先を固定するように注射器を保持し, 膿汁の吸引を継続する. 膿汁がわずかしか吸引されない場合は, ほんのわずか数 mm 程度だけ針先の方向をかえることで膿汁が吸引されることもある. また, 穿刺部位のやや下方で再度穿刺を行うこともある. 膿瘍腔が確認できない場合, むやみに深部へ針先を進めていくと, 血管損傷や神経損傷のリスクがあるので, 蜂窩織炎の可能性を考え治療を行う.

　穿刺を行う際に注意を要するのは, 周囲の間隙に内頸動脈, 内頸静脈, 舌咽神経, 迷走神経が走行しており, それらの損傷を防ぐことである. 特に内頸動脈は, 扁桃の外側を走行し, さらに扁桃側に異常走行している場合もあり注意が必要である. 造影 CT の計測結果から, 咽頭粘膜から膿瘍後壁までの距離の平均は 22 mm, 膿瘍後壁から副咽頭間隙前縁までの距離の平均は 9 mm とされており, 穿刺針は 15° 以上外側には向けず, 上歯槽後端の矢状断から内側に留めることと 20 mm 以上深く刺入しないことを守れば内頸動脈の損傷を回避して安全に穿刺ができる[7)9)].

　穿刺に続いて切開排膿を行う場合は, 膿瘍腔が大きいほうが安全かつ容易であるため, 膿汁を吸引しすぎて膿瘍腔が虚脱しないように心掛け

表 1. 舌小帯評価スコア（新生児・乳児用）
スコア合計（10 点満点）のうち 7 点以下を手術適応とする

1）舌への付着位置	2）口腔底への付着位置
2：舌先端より 1 cm を越える	2：舌下ひだの後方
1：先端より 6 mm～1 cm 以下	1：舌下ひだ
0：先端より 5 mm 以下	0：歯茎
3）舌を出した時の先端の形	4）舌の挙上
2：丸い	2：良い
1：少しくぼむ，または舌を出さない	1：制限あり
0：ハート型	0：挙上せず
5）哺乳	
2：良好	
1：下手，乳頭痛，乳腺トラブル	スコア合計：　　　　　点
0：ほとんど吸わない	

（文献 13 より引用）

る[7]．切開は，まず扁桃周囲膿瘍切開刃や 11 番メスを用いて，穿刺部位を中心に 1.0～1.5 cm の粘膜切開を入れる．膿瘍腔まで到達しないように，鋭的な切開は粘膜までにとどめる．そこから麦粒鉗子を用いて，鈍的に開放していく．穿刺の際と同様に膿瘍腔に到達すると，スッと抵抗がなくなり膿汁が排膿され，膿瘍は大きく開放される．切開排膿後は，排膿された膿汁を十分に吸引したのち生食で洗浄する．切開部位にドレーン留置は必要なく，切開部位が閉鎖して膿汁の再貯留があっても，切開処置後 1～2 日であれば麦粒鉗子を用いて再度開創することは比較的容易である．

　扁桃周囲膿瘍における治療は，抗菌薬投与と穿刺吸引や切開による排膿である．穿刺吸引を行うか切開排膿を行うかは，患者の状態や膿瘍の部位，状態などで検討されるが，いずれの方法でも十分な排膿が得られれば，咽頭痛や開口障害は速やかに軽減し，治癒へと導いていくことが可能となる．

舌小帯短縮症

　舌小帯は，舌下面正中から口腔底正中にかけてヒダ状に伸びる索状または膜性の組織である．舌小帯短縮症は，生下時より主に舌小帯が短いことで舌の動きが障害され，哺乳障害や咀嚼・嚥下障害，構音障害をきたしている病態である．このため，舌小帯短縮症は形態的評価と機能的評価を総合して診断する必要があるが，幼小児は形態的にも機能的にも未発達の段階であるため，これらの

障害が成長に伴い改善するのか，あるいは舌小帯短縮による症状なのか判断が困難なことも多い[10]．

1. 手術適応

　哺乳障害に関しては，日本小児科学会が本症と哺乳障害には関連がなく，手術を必要とする症例は稀である[11]と報告して以降，手術はあまり行われなくなったとされる[10]．しかし，決して頻度が高くはないが，一部の症例では舌の動きが悪いことで乳頭の保持が不安定となり，吸啜も弱く哺乳に時間がかかることがあり手術を検討するとされている[12]．また，新たな舌小帯評価スコアを考案し，スコア合計（10 点満点）のうち 7 点以下を手術適応とする報告もある（表 1）[13]．構音障害に関しては，一般的に舌を左右に曲げる動作は 3 歳以降，舌を挙上する動きは 4 歳前に完成するとされており，構音も成長発達とともに改善するとされる[12]．このため，構音障害を伴う舌小帯短縮症においては，経過観察または言語訓練を行い，改善がみられない場合が手術適応と考えられる．また，管楽器が演奏できない，アイスクリームが舐められないといった社会的障害により手術を検討することもある[12]．いずれにしても手術適応は，小児科医や言語聴覚士の意見はもちろん，本人や家族の希望も参考に検討する．

　手術手技は複雑ではなく短時間で可能であることから，小学校高学年以降であれば局麻手術も検討されるが，実際は困難な場合もある．このため，幼小児には全麻下での手術となる．また，乳児期に薄い膜状の粘膜を無麻酔下に切開し，切開創は

縫合せずにそのままとする手技も行われているが，術後の瘢痕拘縮により二次的な機能障害を惹起する可能性も指摘されている[10)13)]．

2．手術手技

　局所麻酔は26Gの注射針を用いて，舌裏面から口腔底におよぶ舌小帯の周囲に10万倍アドレナリン含有1%リドカイン塩酸塩注射液の浸潤麻酔を行う．切開の後に縫合するため，想定する切開部位よりやや広めに麻酔を行う．切開のみの場合は，2%キシロカインゼリーで表面麻酔を行うこともある[13)]．無鈎鑷子で舌小帯が舌下面に付着する部位を把持し，舌尖を前上方へ牽引しておく．舌小帯を剪刀または電気メスを用いて十分に切断する．口腔底の方向に切開をすすめていくことになるため，ワルトン管の開口部を確認して損傷しないように注意をする．止血を確認した後，舌下面から口腔底にできた菱形の創部をバイクリルで縫合する．縫合の際もワルトン管を巻き込まないよう注意する．

参考文献

1) 林　達哉：下口唇嚢胞切除術．JOHNS，**29**：1164-1166，2013.
2) 太田伸男，深瀬　滋：ガマ腫・口唇嚢胞．耳喉頭頸，**86**：1092-1095，2014.
3) 浜口清海：唾石摘出術．JOHNS，**29**：1161-1163，2013.
4) 市村恵一：オフィスサージャリーの適応と限界　耳鼻咽喉科のオフィスサージャリー．日耳鼻会報，**109**：767-773，2006.

Summary　口腔・咽頭・頸部における外来手術の要件や適応，手技について解説し，患者満足度を向上させるためにある程度は行うべきと述べている．

5) 鈴木貴博，太田伸男：唾石症，顎下腺炎．MB ENT，**215**：64-69，2018.
6) 渡辺哲生：扁桃周囲炎・膿瘍．MB ENT，**220**：35-40，2018.
7) 余田敬子：扁桃周囲膿瘍．JOHNS，**29**：1149-1153，2013.
8) 竹中幸則，武田和也，喜井正士ほか：穿刺排膿による扁桃周囲膿瘍治療．耳喉頭頸，**83**：1035-1038，2011.
9) 石井香澄，荒牧　元，新井寧子ほか：扁桃周囲膿瘍の穿刺部位に対するCT像による検討．日耳鼻会報，**105**：249-256，2002.

Summary　扁桃周囲膿瘍症例のCT像から膿瘍と副咽頭間隙の腫瘍臓器の位置関係を計測し，穿刺深は20mm以内が安全範囲と示した．

10) 西尾順太郎：舌小帯短縮症—舌小帯手術に対する最近の考え方．チャイルドヘルス，**19**：44-47，2016.
11) 日本小児科学会倫理委員会舌小帯短縮症手術調査委員会：舌小帯短縮症に対する手術的治療に関する現状調査とその結果．日小児会誌，**105**：520-522，2001.
12) 守本倫子：舌小帯短縮症への対応．外来小児科，**20**：339-342，2017.
13) 伊藤泰雄：哺乳障害を伴う舌小帯短縮症および上唇小帯短縮症に対する切開手術の有用性．日小外会誌，**56**：1074-1081，2020.

Summary　独自に考案した舌小帯評価スコアを用いて，哺乳障害に対する舌小帯切開手術の有用性を示している．

好評書籍のご案内

超実践！ がん患者に必要な口腔ケア
― 適切な口腔管理でQOLを上げる ―

がん患者への口腔ケアについて、重要性から実際の手技、さらに患者からの質問への解決方法を、医師・歯科医師・歯科衛生士・薬剤師・管理栄養士の 多職種にわたる執筆陣が、豊富なカラー写真・イラスト、わかりやすい Web 動画とともに解説！

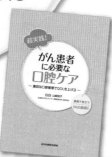

CONTENTS

I これだけは言っておきたい！
がん治療での口腔ケアの必要性
1. なぜ，がん治療に口腔ケアが必要なのか
2. がん治療時の口腔ケア

II プロジェクト別実践口腔ケア
プロジェクト
1. 治療別実践口腔ケア―看護師・歯科衛生士に気を配ってほしいポイント
2. 口腔ケアを実際にやってみよう！
3. 必須知識！ がん以外での口腔管理
4. 医療業種別実践口腔ケア―薬剤師・栄養士はここをみる！

III 患者からの質問に答える・学ぶ！
味覚の変化について教えてください／歯肉の腫れは治療に影響しませんか？　ほか

編集
山﨑知子
（宮城県立がんセンター頭頸部内科診療科長）

2020年4月発行　B5判　120頁
定価 4,290円
（本体価格3,900円＋税）

睡眠に問題のある患者さんに、どのように指導・説明し、生活習慣やストレスを改善するのか？ 子どもから高齢者まで誰にでも実践できる 睡眠指導のノウハウをまとめました！

ストレスチェック時代の 睡眠・生活リズム 改善 実践マニュアル
―睡眠は健康寿命延伸へのパスポート―

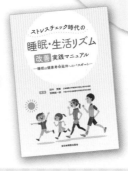

CONTENTS

I ストレスチェック時代の睡眠・生活リズム改善の必要性
1. 睡眠・生活リズム改善の重要性
2. 睡眠・生活リズム改善のための睡眠関連知識の必要性
3. ストレスチェックの運用と課題

II 睡眠・生体リズムの理解と評価
1. 睡眠と生体リズム
2. 適切な睡眠時間とは
3. 睡眠の評価
4. 知っておくと良い睡眠障害

III 睡眠・生活リズムからアプローチする心身健康，能力発揮
1. 睡眠マネジメント，生活リズム健康法
2. 職種に応じた睡眠・生活リズム健康法

巻末 睡眠・生活リズム健康法で活用する資料集

編集
田中秀樹
（広島国際大学健康科学部心理学科教授）
宮崎総一郎
（中部大学生命健康科学研究所特任教授）

2020年5月発行　B5判　168頁
定価 3,630円
（本体価格3,300円＋税）

 全日本病院出版会
〒113-0033 東京都文京区本郷 3-16-4
www.zenniti.com
Tel：03-5689-5989
Fax：03-5689-8030

MB ENT, 264：53-58, 2021

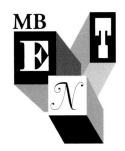

◆特集・耳鼻咽喉科外来処置での局所麻酔

局所麻酔で行う喉頭・下咽頭処置と外来手術
―麻酔のポイントと手技―

今泉光雅*

Abstract 喉頭疾患の外科的治療は全身麻酔下の手術が一般的であるが，当科では軟性スコープ下での咽喉頭部の内視鏡手術をデイ・サージャリーとして実施している．本法は局所麻酔下に行うため，リアルタイムで音声や呼吸状態を確認しながら手術操作を行うことができ，さらに日帰りが原則のため病院滞在は数時間となり，全身麻酔下の手術と比較し，患者の時間的・経済的・肉体的負担が少ない．しかしながら，局所麻酔薬中毒や，咽頭反射で手術操作が困難となる可能性，手術操作可能な時間が短いなどの注意を要する項目があり，適切に対象者を選定する必要がある．本稿では局所麻酔下に行う喉頭蓋嚢胞の切開，声帯ポリープや声帯結節，喉頭腫瘍手術などについて実際の手技を紹介しながら，全身麻酔との使い分け，麻酔法と手技のポイント，術中術後の気道への配慮などについて解説する．

Key words 軟性スコープ(flexible endoscope)，咽喉頭部の内視鏡手術(endoscopic surgery of the larynx and pharynx)，日帰り手術(day surgery)，喉頭蓋嚢胞(epiglottic cyst)，声帯結節(vocal nodules)

はじめに

福島県立医科大学耳鼻咽喉科では 2003 年 10 月より軟性スコープ下での喉頭内視鏡手術をデイ・サージャリーとして導入している．喉頭疾患の外科的治療は全身麻酔下の手術が一般的だが，本法は局所麻酔下に行うため，リアルタイムで音声や呼吸状態を確認しながら手術操作を行うことができ，さらに全身麻酔下の手術と比較し，患者の時間的・経済的・肉体的負担が少ない．本稿では局所麻酔下に行う喉頭蓋嚢胞の切開，声帯結節や喉頭腫瘍手術などについて実際の手技を紹介しながら，全身麻酔との使い分け，麻酔法と手技のポイント，術中術後の気道への配慮などについて解説する．

適応および全身麻酔との使い分け

適応疾患は多岐にわたる(表1)．しかしながら，本法の適応は患者自身の条件により決定されることが多い．① 少なくとも 10 分程度の座位の保持が可能であること，② 開口制限がなく，咽頭・喉頭の反射が強くないこと，③ リドカインなどの局所麻酔薬にアレルギーがないこと，④ 手術終了まで指示に従うことができること，⑤ 精神的に安定していること，などの条件に当てはまっている対象者は本法の完遂率が高い．前述の条件を満たさない対象者においては，基本的に全身麻酔を推奨している．全身麻酔下の手術の利点として，安定した術野が得られる，患者の体動がないため手術操作を安全に繊細に行える，局所麻酔と異なり，麻酔の効果が減弱しないので手術時間の制限が少ないなどがあり，同じ疾患であっても患者背景や

* Imaizumi Mitsuyoshi, 〒 960-1295 福島県福島市光が丘 1 福島県立医科大学医学部耳鼻咽喉科学講座, 講師

表 1. 局所麻酔下の喉頭・下咽頭処置の
適応疾患

- ・声帯ポリープ
- ・声帯結節
- ・声帯萎縮症
- ・声帯溝症
- ・喉頭肉芽腫症
- ・声帯嚢胞
- ・難治性声帯炎
- ・一側性反回神経麻痺
- ・声帯白板症
- ・喉頭癌(Tis)
- ・喉頭乳頭腫
- ・ポリープ様声帯(米川分類1度のみ)
- ・声帯横隔膜症(橋状癒着のみ)
- ・喉頭蓋嚢胞

病態によって，適宜麻酔方法を選択している.

　頚椎疾患のため喉頭直達鏡下の手術が頚椎損傷のリスクとなる症例や，全身麻酔を避けるべき全身状態や内科的疾患を有している症例に対しては，局所麻酔下の手術を優先的に勧めている．さらに，大きなポリープなど，挿管が困難と判断され，気道確保として気管切開術が検討される症例では，局所麻酔下に手術を実施することにより気管切開術を回避できる可能性がある．挿管による病変挫滅や気道への病変の脱落が予想される喉頭肉芽腫なども，局所麻酔での手術が考慮される．全身麻酔下に喉頭手術を試みたものの喉頭展開が困難であった症例も，本法による手技が実施できる可能性があり，双方の手技を理解し精通していることが重要である.

麻酔法と手技のポイント

1．麻酔法

　全例に対して，全身麻酔に準じる検査(心電図，採血，胸部Xp，呼吸機能検査)を原則として実施し，手術に耐えうる状態かを判断する．当日は，外来にて担当医が患者に手術の流れを説明し，手術室に移動する.

　手術の成否は麻酔が適切に実施できているかによる．具体的な局所麻酔方法について述べる.

　①リドカインビスカス2%10 mlを10分間咽頭腔に含有

　②鼻処置(血管収縮薬)を行い，喉頭所見の確認

を行う

<舌圧子を使用しながら>

　③咽頭腔全体に4%リドカインをスプレーで噴霧

<患者に舌を引き出させ，術者は間接喉頭鏡で見ながら>

　④4%リドカインを捲綿子で咽喉頭部に塗布

　舌上面から開始し，舌根部→喉頭蓋→披裂部→仮声帯→声帯と麻酔範囲を徐々に声帯に近づけていく．声帯に塗布するときは息を止め，数秒間静止させている．咽頭後壁や下咽頭に麻酔を追加することにより完遂率が高まることがあるため，病変によって麻酔範囲は適宜調整する.

　スプレー開始から10分程度で前述の行程を実施し，完了後は直ちに手術操作に移ることが重要である．4%リドカインの投与は，局所麻酔薬中毒を避けるため，できるだけ5 mlを超えないように注意する.

2．手技のポイント(図1)

　術者は患側に，助手は健側に立ち，助手が健側の鼻腔より内視鏡を挿入し病変を観察後，内視鏡先端を咽頭レベルに保持し待機する．術者は経口腔的に鉗子を挿入し手術操作を行うが，鉗子の動きに併せて助手が内視鏡先端を移動させ，良好な視野を確保し続けることが重要である．手術操作終了後，ストロボスコピーにて残存病変を観察し，追加切除などの必要性を確認している．その他，メスや鉗子を用いた手技以外にも，ステロイドやアテロコラーゲンの注入など，病態や治療目的に合わせて，適切な器具を選択し手術操作を実施している[1].

　麻酔にせよ手術にせよ，患者を安心させることが重要である．患者が緊張していると絞扼反射(咽頭喉頭反射)や血圧上昇をきたしやすく，結果として手術が取りやめとなる場合がある.

実際の症例

1．声帯ポリープ(図2)

　声帯ポリープは局所麻酔下のデイ・サージャ

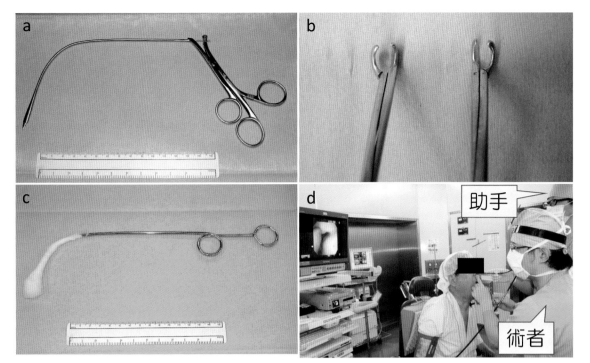

図 1. 手術器具および風景
a：メス
b：鉗子(右および左開きの中サイズ)
c：喉頭捲綿子
d：助手が健側鼻腔より軟性スコープを挿入．術者は舌を保持しながら，
　経口腔的に器具を挿入し，手術操作を実施する

リーのもっともよい適応疾患の一つである．手術はポリープを観察後，初めにメスで基部に切開を加え，鉗子にて病変の基部を把持し，鉗子を声門に対して上下に動かし切除する．その際に，過剰に粘膜を把持してしまうと術後の音声障害につながるため注意を要する．その後，ストロボスコピーにて残存病変を確認し，手術を終了する．

2．声帯結節(図3)

声帯結節に対する局所麻酔下のステロイド注入例を提示する．ステロイドは病変部位に直接注入する．両側に結節病変を認める症例は多いが，注入が適切に実施されると声帯の腫脹をきたすため，術後の呼吸苦を考慮し片側ずつの実施を原則としている．自己免疫疾患に関連する，非常に稀な竹節声帯(竹の節声帯結節)に対してステロイドを注入し，結節の消失および縮小が認められた[2]．

3．喉頭蓋囊胞(図4)

当科では喉頭蓋囊胞に対する局所麻酔下の開窓術を実施している．手術手技としては貯留囊胞が

より容易であるが，皮様囊胞であっても実施は可能である．メスで囊胞壁を切開後，カールライナー型鉗子で同部位を拡大する．血管隆起が目立つ症例では，処置時にレーザー焼灼を実施する．皮様囊胞など内容物の粘稠度が高い場合は，喉頭捲綿子で囊胞を圧排し内容液を排出させる．排出させる際，喉頭蓋を圧迫するような操作が加わった場合は，喉頭浮腫予防のためにステロイドの経静脈的投与を実施している．いずれにせよ，囊胞壁を摘出するコンセプトではなく，壁を切開し開大することにより，囊胞の縮小および再貯留を予防することを目的としている．

4．喉頭腫瘍(図5)

喉頭白板症に対する外来日帰り手術を提示する．炭酸ガスレーザーチップ(モリタ製作所)を用いて実施している．生検を行った後，声帯の白色病変部分を中心に，左声帯，喉頭室，前交連，右声帯前方を焼灼した．本症例は後に喉頭癌の診断となっており，腫瘍性病変に関しては，焼灼する

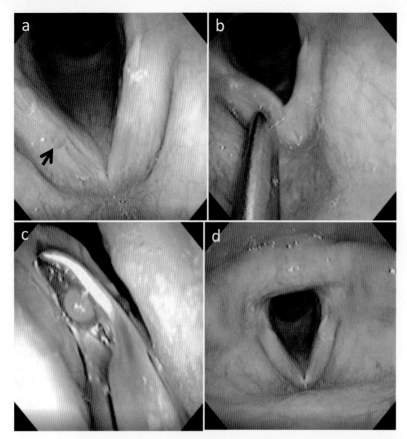

図 2.
声帯ポリープ
　a：内視鏡所見．右声帯膜様部
　　にポリープが確認される
　b：病変の基部をメスで切開
　c：内視鏡下に左開きの鉗子で
　　ポリープを把持．周囲の余剰
　　粘膜を含めないように注意し
　　ながら切除
　d：術後の内視鏡所見．瘢痕形
　　成や再発なく経過している

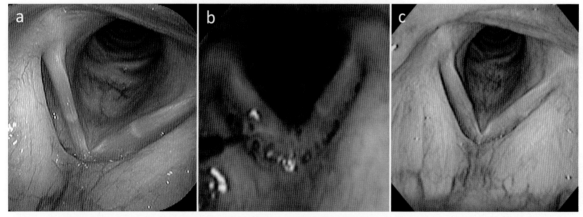

図 3．声帯結節
　a：術前内視鏡所見．両側声帯に竹節様の結節を認める
　b：病変部に対して直接ステロイドを局注
　c：両側声帯ステロイド局注後の内視鏡所見．右声帯結節の縮小および左声帯結節の消失が認められる

前に生検を行うことが望ましい．

5．喉頭乳頭腫（図6）

　多発性喉頭乳頭腫は手術治療後も再発を繰り返す難治性の疾患である．患者負担を考慮し再発ごとに全身麻酔下の手術を実施することを避けるため，喉頭腫瘍のレーザー治療に準じて，局所麻酔下の蒸散術を喉頭乳頭腫に対して実施している．乳頭腫は，白色光では単なる小隆起として観察され，正常組織との境界の判断が困難となることを経験するが，術中にNBI（narrow band imaging，オリンパス社）を併用することにより手術の精度を高める工夫している[3]．

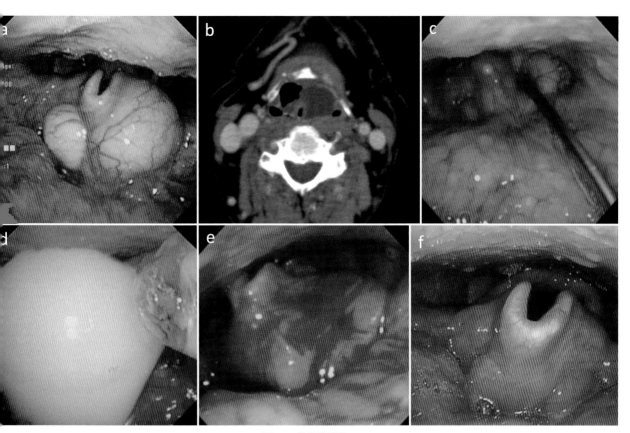

図 4. 喉頭蓋囊胞

a：初診時内視鏡所見．複数の囊胞が認められる
b：囊胞病変を疑う CT 所見
c：内視鏡下にメスで数ヶ所を穿破
d：カールライナー型鉗子で穿破部を拡大後，喉頭捲綿子で囊胞を圧排し内容液を排出
e：手術終了時．少量の出血は認めたが，呼吸苦などの問題はなく帰宅となった
f：術後半年．再増大なく経過している

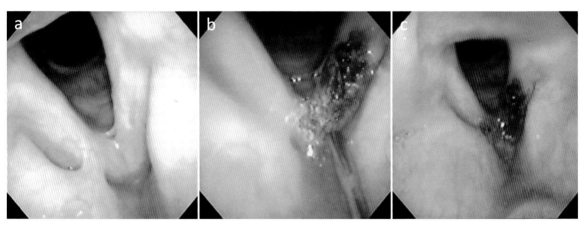

図 5. 喉頭腫瘍

a：左声帯の白色病変
b：炭酸ガスレーザーにて同部位およびその周囲を焼灼
c：手術終了時所見．出血なく完遂可能であった

57

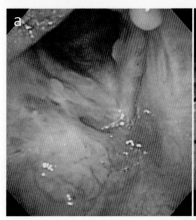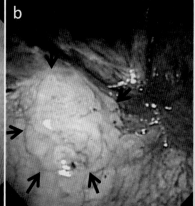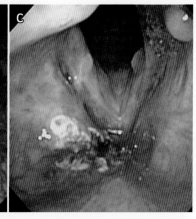

図 6. 喉頭乳頭腫
a：術前内視鏡所見．全身麻酔下の切除術が実施されたが，乳頭腫は両側声帯周囲および
　右の喉頭蓋喉頭面に再発していた
b：NBI を使用し観察．正常組織との境界が明瞭となっている
c：炭酸ガスレーザーにて右喉頭蓋喉頭面およびその周囲を焼灼

術中術後の気道への配慮

　麻酔の影響が消失するまでの術後 2〜3 時間は，外来観察室での安静を指示する．その後，呼吸苦の有無や全身状態を確認後，問題なければ帰宅としている．呼吸苦を認める際は，内視鏡での咽喉頭部の観察を追加で行い，必要があればそのまま経過観察目的で入院としている．

　手術操作に声帯を含む場合は術直後より 3 日間発声禁止とし，1 週間後に外来再診としている．その間は，近医に紹介状を作成し，のどの吸入のために通院していただいている．

結　語

　局所麻酔下に行う喉頭・下咽頭に対する外来手術について，実際の手技を紹介しながら，全身麻酔との使い分け，麻酔法と手技のポイント，術中術後の気道への配慮などについて解説した．低侵襲で患者負担の少ない本法は，患者利益のみならず，習熟すると声帯の生検や咽喉部の異物除去な

ど，その他の診療にも応用可能な有用な手技である．

参考文献

1) 多田靖宏，谷　亜希子，大森孝一：局所麻酔下の喉頭内視鏡手術．喉頭，**25**：66-69，2013.
　Summary　低侵襲な日帰り手術として，局所麻酔下の喉頭内視鏡手術の有用性が記載されている．
2) Imaizumi M, Tada Y, Okano W, et al：Effectiveness of steroid injections for bamboo nodules：A case report. Ear Nose Throat J, **95**：E21-E23, 2016.
　Summary　竹節声帯に対する局所麻酔下のステロイド注入療法に対する有効性が論じられている．
3) Imaizumi M, Okano W, Tada Y, et al：Surgical treatment of laryngeal papillomatosis using narrow band imaging. Otolaryngol Head Neck Surg, **147**：522-524, 2012.
　Summary　NBI を用いた喉頭乳頭腫に対する手術治療の有用性を報告している．

MB ENT, 264：59-66, 2021

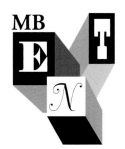

◆特集・耳鼻咽喉科外来処置での局所麻酔

局所麻酔で行う頸部小手術
—麻酔のポイントと手技—

木村優介[*1]　中村一博[*2]

Abstract　局所麻酔下の手術や処置は，外来・手術室に限らず耳鼻咽喉科医として必須の技術である．局所麻酔を正しく行えば，全身麻酔のリスクがある患者でも処置・手術をすることが可能となる．手術・処置中は意思疎通が可能であり，異常があれば操作を中断して術野を確認することができ，副損傷を防ぐことができる．しかし，痛みや振動に対する体動が思わぬ事故につながることもあり，痛みを最小限にする麻酔技術の向上とともに，手術前の説明がより重要である．主に，頸部の手術・外来処置で用いることの多い浸潤麻酔では，エピネフリン添加1%塩酸リドカインを使用し，注射器・注射針は細いものを用いる．副作用を完全に防止する方法はないが，注入の速度はできるだけ遅くすること，注射針が血管に入っていないか逆血を確かめること，患者の様子を観察して異常があれば，それ以上注入を行わないようにすることなどに注意する．実際の手技として，頸部リンパ節生検や小腫瘍の摘出，頸部や耳下腺の膿瘍切開，気管切開術についてそれぞれの手技・麻酔法の選択と麻酔法のポイントを述べる．

Key words　局所麻酔(local anesthesia)，塩酸リドカイン(lidocaine)，頸部リンパ節生検術(biopsies of cervical lymph node)，頸部感染症(deep neck infection)，気管切開術(tracheostomy)

はじめに

頸部領域の局所麻酔下の手術は，外来で行う小手術や炎症性疾患に対する外科的処置など日常診療の中で頻繁に行われている．局所麻酔下の手術は，術中の痛みに対する突発的な体動が思わぬ事故につながることもあり，痛みを最小限にするとともに，手術前の説明や術中のコミュニケーションが重要である．本稿では，局所麻酔のポイントと手技の実際，注意点などについて述べる．

頸部手術・外来処置の局所麻酔

局所麻酔下に行う頸部リンパ節生検や小腫瘍の摘出，頸部や耳下腺の膿瘍切開，外来診療で必要となり得る挿管困難時の緊急気道確保術は，気道を扱う耳鼻咽喉科医が身に着けておきたい手技である．

1．局所麻酔の意義と問題点

表1に局所麻酔の利点を示した[1]．局所麻酔を正しく行えば，全身麻酔のリスクがある患者でも処置・手術をすることが可能となる．また，術中の意思疎通が可能であり，異常があれば操作を中断して術野を確認することができ，副損傷を防ぐことができ，自覚症状をモニタリングしながら手術ができる点は局所麻酔下手術の大きな利点である．耳科手術における鼓膜形成術や鼓室形成術では，術中の聴力改善を確認しながら微調整を行うことが可能であり[2]，音声改善手術である喉頭枠組み手術の際に音声モニタリングを行いながら細かな調整ができる[3]．

*1 Kimura Yusuke，〒173-8610 東京都板橋区大谷口上町30-1　日本大学医学部耳鼻咽喉・頭頸部外科学分野，助手
*2 Nakamura Kazuhiro，同，准教授

表 1. 局所麻酔の利点

1．心疾患や呼吸器疾患をもつ患者や高齢者への全身に及ぼす影響は少なく，禁忌となることは少ない．
2．覚醒下の手術であり，術中の意思の疎通が可能であるため，患者の協力が得られる．
3．耳科手術や音声改善手術などで自覚症状の改善を確認しながら手術が可能である．
4．全身麻酔と比べ血管が弛緩しないため出血が少なく，エピネフリン添加浸潤麻酔により止血効果が期待できる．
5．浸潤麻酔により腫瘍周囲の剝離が容易になる．
6．消化管運動抑制効果がないので，術後の経口摂取が可能である．
7．覚醒遅延がなく，術後の管理が容易である．
8．全身麻酔に使用する種々の医療機器は必要なく，経済的に安価である．

表 2. 局所麻酔の欠点

1．局所麻酔薬にアレルギーのある患者は使用することができない．
2．麻酔が十分でなく痛みがあると手術が進まない．
3．麻酔の効果時間に制限がある．
4．長時間一定体位をとることは患者の苦痛・疲労が大きい．
5．局所麻酔に対する中毒が生じる可能性がある．

表 3. 麻酔方法別基準最高投与量

麻酔方法	用量 mg(ml)		
	注射液 0.5%	注射液 1%	注射液 2%
硬膜外麻酔	25〜150 mg(5〜30 ml)	100〜200 mg(10〜20 ml)	200 mg(10 ml)
伝達麻酔	15〜200 mg(3〜40 ml)	30〜200 mg(3〜20 ml)	40〜200 mg(2〜10 ml)
浸潤麻酔	10〜200 mg(2〜40 ml)	20〜200 mg(2〜20 ml)	40〜200 mg(2〜10 ml)
表面麻酔	—	適量を散布または噴霧	適量を散布または噴霧

局所麻酔の欠点を表2に示した[1]．局所麻酔の合併症ではリドカインショックに注意する必要がある．リドカインショックにはアレルギー性ショックと血中濃度上昇による中毒性ショックがある[4]．局所麻酔の欠点を理解したうえで麻酔法の決定を行う必要があり，患者には術前に麻酔法の注意点を十分に理解してもらうことで事故や副損傷を防止することができる．また，麻酔の効果時間内に手術を終わらせるために，麻酔と手術手技の技術向上が求められる．

2．局所麻酔のインフォームド・コンセント

手術・処置の内容の説明を行う際に，併せて実施する局所麻酔の種類と具体的な内容についても説明が必要である．局所麻酔には，脊椎くも膜下麻酔と硬膜外麻酔，神経ブロック，表面麻酔などがあるが，ここでは頸部の手術・外来処置で用いることの多い浸潤麻酔の説明を行う．浸潤麻酔とは手術を行う範囲の皮下に局所麻酔薬を浸潤して痛みを遮断する方法である．予想される危険性は，出血や血腫の形成が考えられる．麻酔薬の副作用として，リドカインショックによる気分不

快・血圧低下・呼吸困難などがある．

3．局所麻酔のポイント

局所麻酔薬として，塩酸リドカインを使用する．表3に塩酸リドカインの麻酔方法別基準最高投与量を示した．過量投与による中毒性ショックを引き起こさないために，各麻酔で基準最高投与量を超えないように注意する．浸潤麻酔では，エピネフリン添加1%塩酸リドカインを使用する．注射器はロック付きのシリンジを，注射針は23〜27 G の細いものを用いる．炎症のある部位はさけ，執刀時に十分浸潤しているように麻酔を行う．副作用を完全に防止する方法はないが，ショックあるいは中毒症状をできるだけ避けるために，注入の速度はできるだけ遅くすること，注射針が血管に入っていないか逆血を確かめること，血管の多い部位(頭部，顔面，扁桃など)に注射する場合には吸収が速いので，必要最小限の麻酔量を投与することに注意する．注射針の位置により，神経障害が生じることがあるので，穿刺直後に疼痛やしびれがないか聴取し，異常を認めた場合には抜針する．

手術のポイント

1．頸部リンパ節生検・小腫瘍の摘出

1）手術適応

悪性リンパ腫の確定診断や悪性疾患との鑑別を要する非特異的頸部リンパ節腫脹，穿刺吸引細胞診でも診断がつかないリンパ節腫脹と小腫瘍が適応となる[5]．

2）診察・術前検査

診察では，頸部の触診が重要である．触診可能なリンパ節は原則的に局所麻酔下の摘出が可能であるが，触診不可能な深い位置にあるリンパ節は全身麻酔下の摘出を考慮する．リンパ節の存在部位，大きさ，硬さ，圧痛の有無，可動性の有無，リンパ節同士の癒合状況などを把握しておく．一般的に大きなリンパ節を触知する時は悪性腫瘍・悪性リンパ腫が疑わしいが，リンパ節結核などの慢性炎症のこともある．膠原病，感染症などではそれ程大きくはならない．硬さについては，癌の転移の場合は石のように硬いことが多い．悪性リンパ腫では弾性をもつ硬さと表現され，感染症などは圧痛を伴う軟らかいリンパ節腫脹とされる．触知したリンパ節の可動性を確認することは重要である．癌転移では周囲組織と癒着していて可動性が少ないが，悪性リンパ腫では可動性があり，リンパ節間の癒合傾向も少ない．結核性リンパ節炎では相互に癒着し，可動性も少ない．硬度は弾性硬と表現されることが多い[6]．

リンパ節生検を計画する際に，造影剤投与に問題がなければ頸部造影 CT，体表エコーによる摘出リンパ節の選択を行う．周囲臓器・血管との位置関係を把握し，なるべく神経や血管の走行の少ない部位を選んで生検することが望ましい[7]．腫大リンパ節が複数ある場合，浅在性の小さなリンパ節は偽陰性の可能性があるため，大きめのリンパ節を選んで採取する．可能であれば浅頸リンパ節やオトガイ下リンパ節群，後頸部に存在する後方三角リンパ節群が摘出しやすく選択することが多い．

3）麻酔法の選択

通常は局所麻酔で手術が可能であるが，内深頸リンパ節のように病変が胸鎖乳突筋の裏面にあり総頸動脈や内頸静脈が近傍にある際には，出血時に備えて全身麻酔が望ましい．

4）手術のインフォームド・コンセント

術後早期の合併症として術後出血や血腫，神経損傷の可能性について説明する．顎下リンパ節は顔面神経下顎縁枝麻痺，後方三角リンパ節は副神経麻痺をきたすリスクがあるため，必ず同意書に明記し説明しておく必要がある．必要に応じリンパ漏についても説明する．

5）手術手技

（1）術前準備

不測の事態に備え，心電図をセットして静脈ラインを確保する．皮膚切開開始前までに抗菌薬の投与をしておく．手術の体位は仰臥位とし，可能であれば肩枕を入れて頸部伸展位としておく．触診でわかりにくいものは，手術室で体位をとってからエコーで確認し，リンパ節のマーキングを行う．

（2）麻酔法

浸潤麻酔にはエピネフリン添加 1%塩酸リドカインを使用する．まず，皮下直下に行い刺入部の痛みをなくしてから，針の先端を深部に向けてリンパ節周囲に注入していく．注射後 5 分待ち，軽く鑷子で皮膚をつかみ，痛みのないことを確認する．

（3）摘出手技

皮膚切開はリンパ節直上の皮膚割線に沿った切開とする．切開の長さは摘出するリンパ節の大きさにもよるが，安全な操作のためには 4～5 cm の切開が必要である．広頸筋を含めて切開し，その下層で術野を展開する．適宜リンパ節を触診し位置を確認し，周囲の血管・神経との位置関係も確認する．結合組織を剥離・切断し，リンパ節の全周が十分に露出するように被膜に沿って剥離を進めていく．最後に残る索状物は必ず結紮する．摘出後は，止血を確認し，生食で洗浄を行う．通常ドレーンは必要ないが，出血やリンパ漏の可能性

が高ければペンローズドレーンなどを創部に挿入する[5]. リンパ節が大きく核出が困難な場合には，リンパ節を楔状にくり抜き，被膜を吸収糸で縫合し，皮下も密に縫合する.

2．頸部や耳下腺の膿瘍切開

1）手術適応

深頸部膿瘍は扁桃周囲膿瘍や咽後膿瘍，歯性感染症に起因する頸部の疎性結合組織の間隙に生じる膿瘍である. 気道狭窄，縦隔炎，敗血症，稀に静脈血栓症や頸動脈破裂などの合併症をきたし，致死的となり得る[8]. 治療として，抗菌薬治療と外科的切開排膿術が主体となる. 軽症例では保存的に抗菌薬治療が可能な症例もある. しかし，深頸部膿瘍を形成している場合，外切開による排膿が原則となることが多い. 外科的切開排膿術の適応については，気道狭窄や呼吸困難，喉頭浮腫のある例，ガス産生のみられる例，筋壊死がみられる例，抗菌薬投与で24時間以内に改善のみられない例については切開排膿の絶対的適応とされる[8].

2）診察・術前検査

問診では，咽頭痛，嚥下痛，頸部痛，胸部痛などの疼痛，発熱，呼吸困難，開口困難，頸部腫脹，咳嗽などの自覚症状を尋ねる. 特に，呼吸困難の有無は重要であり，仰臥位で呼吸困難が増悪する場合は早急に気道を確保する必要性を考慮し，準備を整えておく必要がある. 深頸部感染症を増悪させる因子となる糖尿病などの基礎疾患の有無を確認する[9]. 視診では，頸部の腫脹・発赤の有無を確認し，触診にて圧痛の有無，唾液腺やリンパ節の腫脹の有無を確認する. 口腔・咽頭の診察を行うが，開口障害のため十分に確認できないことも多い. 口腔底・頬粘膜の状態，扁桃周囲炎や膿瘍形成の有無，咽頭後壁の腫脹などを確認する. 気道狭窄は深頸部感染症のもっとも重篤な合併症の一つであるため，呼吸困難がなくてもファイバースコープにて喉頭蓋，声門，披裂部などの腫脹による上気道狭窄がないか必ず評価しておく必要がある[9][10]. 深頸部感染症に対する画像診断には単純X線撮影，超音波検査，CTなどが用いら

れる. 深頸部感染症が疑われた場合，画像診断法の第一選択は造影CTである. 膿瘍が形成されている場合，膿瘍の周囲が造影されるが，中心部が低吸収域となる[8].

3）麻酔法の選択

全身状態に問題がなく，気道狭窄がなく，膿瘍が耳下腺などに限局している症例では局所麻酔下の穿刺や切開排膿術で軽快する例が多い. それ以外の深頸部膿瘍に対する外科的切開排膿術は全身麻酔下に頸部外切開を行うのが容易かつ安全である. その際，気道確保が問題となる. 膿瘍が顎下部に限局している症例を除いて術後の反応性の喉頭浮腫による上気道狭窄に備えて気管切開を追加しておくほうが安全であるとされている[8]. 経口挿管が可能な症例では，経口挿管し全身麻酔下に気管切開を行い，開口障害や喉頭浮腫のために経口挿管が困難な症例では局所麻酔下に気管切開を行う.

4）手術のインフォームド・コンセント

受診時には患者の全身状態が悪く，手術は緊急で行う場合も多いため，患者本人のみならず，家族とのコミュニケーションが非常に重要である. 患者の全身状態や膿瘍の局在部位に応じて，保存的加療か外科的切開排膿術かを選択する. 抗菌薬投与の保存的加療では，急激な進行をきたし致死的になることがあることも説明したうえで，切開排膿術を行う場合，局所麻酔か全身麻酔か，併せて気管切開の要否を説明する. 頸部外切開であれば，下顎縁に沿った切開，胸鎖乳突筋前縁に沿った切開などの切開方法を説明する. 手術法の説明の際は，図や画像を用いて具体的に説明する. 手術の合併症・後遺症としては頸部大血管や神経の損傷，創部感染，嚥下障害などが挙げられる[11]. 舌骨より下方に進展する例，気管切開を要した例では有意に嚥下機能回復が遅延するとされ，術後嚥下障害について十分に説明する必要がある[12].

5）手術手技

ここでは，外来や手術室で局所麻酔下に行う膿瘍切開について概要を述べる.

(1) 術前準備

外来や手術室で局所麻酔下に行う耳下腺膿瘍などに対する切開排膿術の場合でも，不測の事態に備え，心電図をセットして静脈ラインを確保する．処置前までに抗菌薬の投与をしておく．抗菌薬の選択は起炎菌が確定するまでは，好気性菌，嫌気性菌のいずれも抗菌力を有する β-lactamase 阻害薬配合ペニシリン系抗菌薬や第3世代セフェム系抗菌薬，カルバペネム系抗菌薬などに抗嫌気性菌活性に優れたクリンダマイシンなどを組み合わせて治療されている報告が多い[13]．その後，細菌培養検査の結果により，その感受性に従い薬を変更する．

(2) 麻酔法

浸潤麻酔にはエピネフリン添加1%塩酸リドカインを使用する．局所麻酔薬が効果を及ぼすときには，薬剤が細胞膜に入る必要があるとされ，細胞膜を通過しやすい塩基型の構造が多いと結合部位への到達が容易になり，麻酔効果が発現しやすい．組織の炎症が強いときは，その部位の pH はアシドーシスに傾いていると考えられており，塩基型の局所麻酔薬の割合が減少し，効果が減弱すると考えられている[14]．そのため，炎症部位の麻酔時には切開予定部位とその深部に十分な麻酔薬の投与が必要とされる．

(3) 切開手技

膿瘍切開の基本は最膨隆部，あるいは波動を触れる部位に切開線を置くことであるが，頸部膿瘍が深部に位置する場合は波動が触れないため，造影CTなどで膿瘍の位置を評価しておく必要がある．皮膚切開は膿瘍腔が広く露出するような大きさにする必要がある[8]．耳下腺膿瘍の場合，顔面神経走行に水平(図1-h)，もしくは耳前部から顎下部へのS字切開(図1-g)が望ましいが，S字切開が必要な症例は全身麻酔での切開排膿術が安全である[15]．膿瘍腔に達したら，画像と照らし合わせ膿瘍腔を十分に開放し，生理食塩水で洗浄する．ドレーンの先端を膿瘍腔の最深部に留置する．留置するドレーンはペンローズドレーンなど

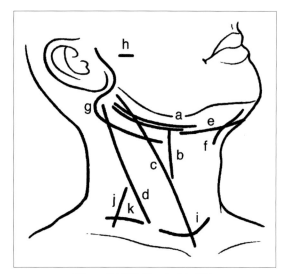

図 1. 頸部膿瘍の皮膚切開法
（文献 8 より引用）

が一般的である．切開創の皮膚は縫合せず，膿汁の排出経路を大きく確保しておく．術後は膿瘍腔の洗浄処置を行い膿汁の排出がなくなればドレーンを抜去する．

3. 気管切開術
1) 手術適応

気管切開術とは，前頸部で気管軟骨を露出し，気管前壁に開窓し，カニューレを挿入して気道を確保する手術である．気管切開術は緊急度により緊急気管切開術と待機的気管切開術に大きく分けられる[16]．気管切開術の適応は，① 気道狭窄(咽頭・喉頭・気管)による呼吸困難を回避する目的で行う場合，② 挿管困難な症例(開口障害など)に対する呼吸管理を目的として行う場合，③ 呼吸管理，多くは気道内分泌物の排除を目的として行う場合(2週間以上にわたる長期人工呼吸を要する重症の筋・神経疾患症例など)，④ 術中・術後の気道確保を目的として行う場合，などが挙げられる[17]．

緊急気管切開術は ①，② にあたるが，呼吸困難の切迫程度により，呼吸が停止しそうな状態と，ある程度時間的に余裕がある場合では手術方法が異なる．待機的気管切開術は ③，④ などの状況で行われる．通常は気管挿管がすでに施行されている状態，ないしは手術室のように十分に安全が確保された状態で行われる．

2）診察・術前検査

緊急気管切開術では，呼吸困難の切迫程度により，準備や手術方法などを臨機応変に対応しなければならない．気道狭窄による呼吸困難のリスクを見極めるために必要な検査として，バイタルサイン（呼吸・脈拍），咽頭の視診，頸部の視診・触診・聴診，音声の聴取，鼻咽腔・喉頭内視鏡，咽喉頭X線・頸部CTなどが必要である．もっとも重要なのは，初診時のバイタルサインと咽喉頭内視鏡検査である．気道確保が必要と判断した場合，通常の気管切開術を行うか，ただちに輪状甲状膜穿刺・切開術で気道を確保するかの判断はバイタルサインと喉頭内視鏡所見で判断する．同時に手術のリスク因子として，仰臥位をとることが可能か，頸部伸展は可能か，肥満・短頸，喉頭低位，頸部手術歴や放射線照射歴の有無，甲状腺腫瘍の有無，腕頭・総頸動脈走行異常の有無，抗凝固薬・抗血小板薬の服用の有無について評価する必要がある．

3）麻酔法の選択

全身麻酔で行うか，局所麻酔で行うのか，局所麻酔で行う場合は手術室で行うのか，ベッドサイドで行うのか検討する必要がある．輪状甲状膜穿刺・切開が必要とされる超緊急時を除いて，術野の明るさの確保や必要物品などの準備，不測の事態にも対応できる利点があり，手術室で行うことが望ましい[18]．

4）手術のインフォームド・コンセント

気管切開術を施行する経緯や状況は様々であり，緊急を要す場合もある．本人と付き添いの家族がいれば必ず両者に説明を行う．呼吸困難などがある場合，患者本人とのコミュニケーションがとりにくいことも多い．そのなかでも現在の病状と気管切開術の必要性を説明し，手術方法，手術後の状態，手術の合併症・後遺症，気管切開術以外の方法と実施しない場合に予想される経過などを説明する．丁寧なインフォームド・コンセントをすることにより，不必要なトラブルを避けなければならない．患者の呼吸状態が不安定であり，

十分な説明の時間がない場合は，気道確保に要する必要な治療を優先し，病状が安定してから事後の説明を行えば良いとされている．その際には，先行して緊急気道確保を施行した後，インフォームド・コンセントの手続きを経ずに診療行為を行った理由と状況を患者と家族に説明し，術後にカルテに記載しておく[19]．

5）手術手技
(1) 術前準備

緊急時に行う場合も含め，施術時に心肺停止などの重篤な変化が起こる可能性があり，血圧，心拍数，呼吸数，酸素飽和度，心電図のモニターが必須である．施行前に静脈ラインの確保と酸素投与を行う．体位は仰臥位とし，肩枕などを用いて頸部を伸展させる．仰臥位や頸部伸展で呼吸苦が増悪する場合は，半座位で気管切開術を行うこともある．

頸部の触診をして，甲状軟骨と輪状軟骨を確認する．その尾側にある気管軟骨を触知する．

(2) 麻酔法

局所麻酔下の気管切開術では，浸潤麻酔法が重要である．麻酔施行時のポイントは気管の前壁を十分に麻酔するということである．浸潤麻酔にはエピネフリン添加1%塩酸リドカインを使用する．浸潤麻酔を皮下組織の麻酔から開始すると，皮膚と気管前壁までの距離が触診でわかりにくくなり，気管前壁の麻酔が不十分になる．まずは，カテラン針の針先を第1気管前壁に当てて，薬液を注入しながら針先を下方にずらし，注入圧によって気管前壁の麻酔と甲状腺峡部を気管前壁から浮かす要領で麻酔を行う．気管前壁の麻酔の終了後に，皮膚と気管前壁までの皮下組織の麻酔を行う．そして，最後に切開部分に相当する皮膚に麻酔を行う[20]．

(3) 切開手技

局所麻酔下で行う気管切開術について要点を述べる．皮膚切開は横切開にするか縦切開にするかを選択する．閉鎖後の整容面は横切開が優れているとされる．輪状軟骨下縁より一横指下に切開を

置くことが多い．緊急を要する場合や肥満例では，縦切開により甲状軟骨に達した後に甲状腺を同定したほうが安全であり，前頸静脈の処理をしなくてよいこともあり時間的にも早い．皮下組織，広頸筋を処理し，中央の白線で前頸筋を筋鈎などで左右に開大すると甲状腺が同定できる．甲状腺の処理として，甲状腺峡部を尾側へ押しやり気管を開窓する場合を上気管切開術，峡部を結紮切断して行う場合を中気管切開術，甲状腺峡部の下方より剝離した後，頭側に持ち上げ開窓する場合を下気管切開術という．時間的に余裕があれば，術後のトラブルなども少ない中気管切開術が基本標準術式である．気管前壁が露出したら，4％リドカインを約 1，2 m*l* 注射器に入れ，針を気管に刺入する．空気が吸引されるのを確認し，リドカイン液を気管内に散布し気管内表面麻酔を行う．その際，咳嗽が激しく起こることがあるので，呼吸状態のよくない症例では注意をする必要がある．気管前壁の切開は，輪状軟骨膜炎が起こると肉芽形成をきたし，声門下狭窄やカニューレ抜管困難症となる可能性があるため，第 2 気管輪間より下で行う．開窓の方法には逆 U 字切開，気管縦切開，気管をくり抜く方法などがある[17]．当科では術後の再挿入のしやすさなどを考慮し，緊急時以外は逆 U 字切開を用いている．開窓したら逆 U 字に起こした気管壁と皮膚を縫合しておく．カニューレ挿入後は皮下気腫予防のために，皮膚の縫合は密にせず，1～2 針とする．

まとめ

局所麻酔下で行う手術のメリットは大きく，局所麻酔が正しく行うことができれば外来などの処置にも応用ができる．様々な手術・手技を通して，正しい麻酔法の選択と麻酔方法を学ぶことは耳鼻咽喉科医にとって必須の技術である．

文　献

1）山下大介：局所麻酔手術の総論．JOHNS, 28：1695-1699, 2012.
　Summary　局所麻酔の歴史，作用機序，利点・欠点，副作用についてまとめられている．
2）須納瀬　弘：局所麻酔下手術のポイント　耳手術．JOHNS, 28：1701-1704, 2012.
3）中村一博，一色信彦，讃岐徹治ほか：片側喉頭麻痺に対する局所麻酔下喉頭枠組み手術の有用性．日気食会報, 59：311-317, 2008.
4）中村一博，渡邊雄介，駒澤大吾ほか：外来日帰り局所麻酔下喉頭内視鏡下手術を診療所で施行するための工夫．日気食会報, 63：181-186, 2012.
5）角　卓郎，岸本誠司：頸部リンパ節摘出術．JOHNS, 29：1185-1187, 2013.
6）池田康夫：リンパ節腫脹の診察の実際．日内会誌, 86：2239-2240, 1997.
7）角　卓郎，岸本誠司：リンパ節生検（頸部）．手術, 60：413-417, 2006.
8）市村恵一：深頸部感染症の臨床．耳鼻臨床, 97：573-582, 2004.
9）大畑　敦，菊地　茂，善浪弘善ほか：深頸部感染症 69 例の臨床的検討．日耳鼻会報, 109：587-593, 2006.
10）菊地　茂：深頸部感染症の対処法．日耳鼻会報, 115：85-90, 2012.
11）清水佑一，日高浩史：頸部手術におけるインフォームド・コンセント　深頸部膿瘍に対する切開・排膿術．JOHNS, 35：246-248, 2019.
12）日高浩史，小澤　大：深頸部膿瘍の病態と取り扱い．耳展, 61：190-201, 2018.
13）石永　一：深頸部感染症に対する抗菌療法．MB ENT, 164：43-47, 2014.
14）松本美志也：局所麻酔薬総論．日臨床会誌, 28：723-731, 2008.
　Summary　局所麻酔薬のターゲットである電位依存性ナトリウムチャネルの構造と局所麻酔薬の構造とその物理化学的性質から局所麻酔薬の作用機序を説明した．
15）市村恵一：深頸部膿瘍の手術．JOHNS, 16：815-819, 2000.
16）兵頭政光：気管切開の適応と手技．MB ENT, 50：35-39, 2005.
17）北野博也：気管切開術．日気食会報, 58：433-439, 2007.
18）成尾一彦，細井裕司，家根旦有ほか：局所麻酔下に施行した気管切開術の検討．頭頸部外科, 20：247-253, 2011.
19）望月大極，峯田周幸：喉頭・気管手術におけるインフォームド・コンセント　気管切開術．

JOHNS, **35**：214-215, 2019.
20）西嶌　渡，徳永英吉，大崎政海：局所麻酔下手術のポイント　気管切開術．JOHNS, **28**：1717-1720, 2012.

Summary　局所麻酔で行う気管切開術の際の局所麻酔薬投与のポイントが詳細に述べられている．手術時の注意事項や合併症予防のチェックポイントなど臨床に即した内容である．

MB ENT, 264：67-74, 2021

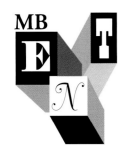

◆特集・耳鼻咽喉科外来処置での局所麻酔

局所麻酔で行う顔面外傷処置と小手術
―麻酔のポイントと手技―

北　幸紘*1　岩科裕己*2　多久嶋亮彦*3

Abstract　顔面外傷は日常的によく遭遇する疾患である．顔面は露出部であり，重要な臓器や器官が数多くあるため，不適切な初期治療は醜形や機能障害を残すことになる．顔面神経，耳下腺管および涙道などの重要器官の損傷の有無を適切に評価し，確実に修復することが大切である．急性創傷は，汚染創や剝脱創であってもデブリードマンは最小限にとどめ，損傷部位を解剖学的に正しい位置に戻し，縫合を行う．縫合は状況によっては，吸収糸を用いて行う．鼻骨骨折は顔面外傷に伴う頻度の高い骨折である．局所麻酔下での徒手整復は強い疼痛のため整復が不十分となることもあるため，十分な麻酔を行ってから整復することが重要である．

Key words　顔面外傷(facial trauma)，顔面損傷(facial injury)，軟部組織損傷(soft tissue injury)，涙小管(canaliculus)，顔面神経(facial nerve)，鼻骨骨折(nasal fracture)

はじめに

　顔面外傷は，日常的によく遭遇する疾患である．顔面は露出部であり，瘢痕の残存は患者にとって精神的な負担となる．したがって，適切な初期診療を行い，機能障害や変形・瘢痕を最小限に留めるべきである．本稿では，顔面外傷の初期治療や麻酔方法，頻度が高い鼻骨骨折について述べる．

顔面外傷の治療手順

1．評　価

　まず，局所麻酔の前に顔面神経や耳下腺管などの損傷の有無を評価し，合併損傷が疑われる場合は，局所麻酔を行って，深部の損傷の程度を確認する．損傷が認められれば，顕微鏡下での処置が必要であるため，表層のみを仮縫合するのみにとどめておき，しかるべき施設に転送する．縫合せずに，場合によってはテープ固定のみでも良い．

　その際，出血があるからといってむやみに止血してはならない．顔面内での出血は，多くの場合，軽い圧迫のみで止血を得ることが可能である．皮膚・軟部組織のみの損傷であると判断されれば，次の処置へとすすむ．

2．麻　酔

　局所麻酔における注射針は 27 G を用いることが多い．針は創断端から刺入すると疼痛が少ない．知覚神経の中枢側から麻酔するよう心がける．局所麻酔剤は，止血効果と作用時間の延長効果を狙ってエピネフリン添加の麻酔薬を使用する．ただし，弁状創では，皮弁の茎の部分への麻酔は血流が悪くなるため避ける．

3．洗浄・デブリードマン

　局所麻酔後，生理食塩水で十分に洗浄し，創内に異物がある場合は丁寧に取り除いていく．コンクリートは，初期段階でしか取り除くことはできない．残ったコンクリートは外傷性刺青となり，治療は極めて困難であるため，皮膚の損傷を恐れ

*1 Kita Yukihiro，〒 181-8611 東京都三鷹市新川 6-20-2　杏林大学医学部形成外科，助教
*2 Iwashina Yuki，同，助教
*3 Takushima Akihiko，同，主任教授

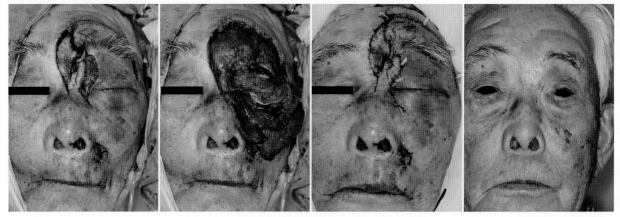

図 1. 路上で転倒し受傷

c：縫合後

d：術後 1 年

a|b|c|d

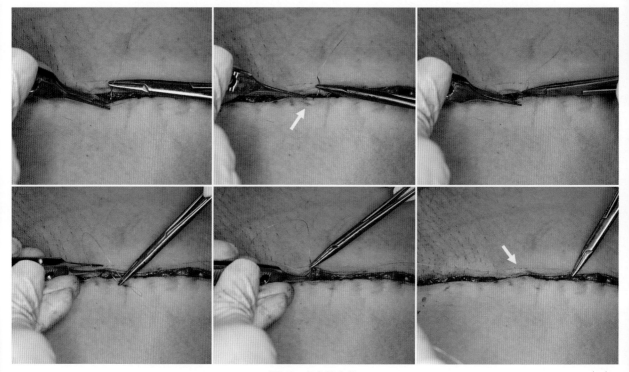

図 2. 真皮縫合法

a|b|c
d|e|f

a：真皮直下から表層にかけて針を刺入する

b：皮膚表面に針による突出（矢印）を認めるまで針を浅層まで進める

c：真皮表層から針を出す

d：対側の真皮表層に針を刺入する

e：十分に真皮を拾い真皮下に針を出す

f：創の方向に両端の糸を引っ張ると創部は強く接合し，皮膚に陥凹（矢印）が生じる

ず，ブラッシングによるデブリードマンを行う．

ガラス片や木片など，鋭利なもので受傷した場合は，異物片が軟部組織内に迷入している場合があるため注意が必要である．遺残が疑われる場合に

は，CT で遺残の有無を確認する．

組織切除によるデブリードマンは洗浄・ブラッシングしても汚染している部分のみ行い，できるだけ最小限にする．損傷が激しく組織片が遊離し

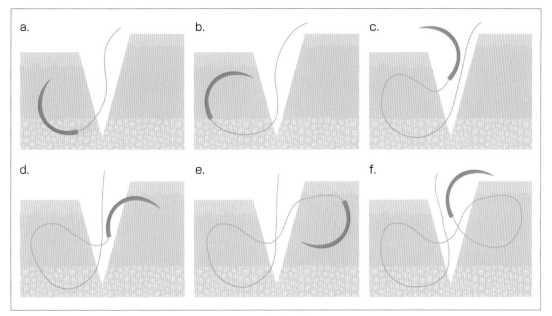

図 3. 段差の修正
a：高さが低いほうの深いところから真皮組織を拾う
b：真皮中層を拾うイメージで真皮内に針を通す
c：真皮中層で針を出す
d：高いほうでは真皮浅層から針を刺入する
e：真皮浅層を拾うイメージで真皮内に針を通す
f：真皮中層で針を出し結紮する
（文献 2 より引用改変）

そうな場合や血流を確認できない場合であっても無闇に切除してはならない．顔面は血流が良好な部位であり，遊離組織が生着する可能性が高く，創の治癒が良好であるためである（図 1）．特に，眼瞼は血行がなくても植皮として生着するので，切除してはならない．

4．縫　合
1）真皮縫合
(1) 概　念

真皮縫合の目的は，① 縫合創の創縁にかかる張力を減ずること，② 死腔をなくすこと，③ 創縁同士を密着させることにある．真皮層は脂肪層と異なり比較的硬く強靱な組織であるため，創部の緊張をとる強固な縫合が可能である[1]．古くは非吸収性の透明なモノフィラメント糸（多くはクリアナイロン）が用いられていたが，近年は PDS® などの吸収性モノフィラメント糸が用いられることが多い．顔面では 5-0 や 6-0 PDS® を用いる．なお，真皮が非常に薄い眼瞼部では使用する必要はない．

(2) 手　順[2]（図 2）

① 真皮下層または真皮下より針を刺入し，皮膚表層に針先の動きが確認できるまで浅層まで達し，その後はやや深部方向に向けて真皮浅層から中層に向けて針を動かす．

② 鑷子で針先を保持させたまま，持針器で針を持ち替える．

③ 対側の真皮浅層（同側と同じ深さの真皮浅層の位置）から針を刺入し，皮膚を少し翻転させて皮膚とやや平行に針を進め，針先が皮膚浅層からわかる位置で深部方向に針を方向転換する．このとき，浅層にかけた糸によって皮膚が少し陥凹することがあるが，過剰な陥凹でなければ糸の張力がなくなったあと，元に戻る．

④ 針先を真皮下層または真皮下に出して，針先を鑷子で把持して持針器に持ち替える．

⑤ 確実に結紮する．その際は，創方向に糸を牽引すると創縁同士の接合が強固になる．

⑥ 結び目の直上を剪刀で切る．

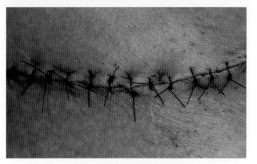

図 4. 単一結節縫合法

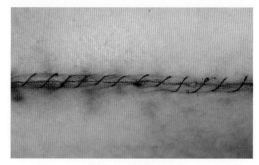

図 5. 連続縫合法

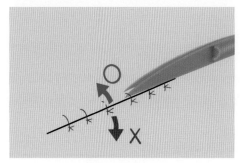

図 6. 抜糸方法
結紮した糸と皮膚との間隙に剪刀の先を入れて糸を切る．糸の結節部を創の方向に引き抜く
（「鬼塚卓彌：形成外科手術書　改定第2版：p.35-36. 南江堂，1982.」「黒川正人：術後の創処置・後療法，形成外科的縫合法の理論と実際．形成外科，55（増刊）：S41-45，2012.」を参考に作成）

縫合する両側の皮膚の高さが異なる場合がある．そのときは，高さが低いほうの皮膚組織の真皮を深めに拾い，高いほうの真皮は浅めに拾うようにすることで創縁の高さをある程度揃えることができる（図3）．

真皮縫合を行う際，初めのうちは皮膚を強く掴みすぎてしまい，創縁が挫滅してしまうことがあるので十分注意する．創縁の血流があまりよくない場合には，針をかける組織量を少なくしたり，縫合の間隔を空けたりして調整をする．

2）皮膚縫合

（1）単一結節縫合法（図4）

単結節で縫合する方法である．1針ごとに縫合の緊張や段差を調整できるため，より正確な縫合を行うことができる．基本的には非吸収性のモノフィラメント糸を用いるため抜糸が必要となる．

顔面では6-0や7-0を用いる．段差を修正する場合は，創縁の高さが高いほうを浅く拾い，低いほうを深く拾うようにする．バイト（創縁から針の刺入点までの距離）は小さめがよく，強く結紮しないようにする．

（2）連続縫合法（図5）

結節縫合とは異なり，基本的には結び目は最初と最後にしか存在しない．1針1針の糸の緊張は比較的弱く，全体として創縁を寄せることになるため，糸による創縁への負担は少なく，術後瘢痕は良好に仕上がるとされる．また，縫合や抜糸に要する時間も短縮されるため，臨床で多用される．しかし，1針の糸への緊張が弱いため，創縁を十分に寄せたい場合には不適であり，また創部に対して垂直方向の力のみではなく，平行方向への力が糸に加わるため，創部の皮膚が弛緩している場合には，皮膚に歪みが生じる可能性もある．また，創縁の段差調整も単一結節縫合に比べやや困難となる．したがって，この方法はきちんと真皮縫合ができたうえでの縫合法であるといえる．

3）汚染創

創に対して適切な洗浄・デブリードマンが行われることなく golden time（6～8時間）を経過した創や咬創などの汚染が疑われる創に対しては，縫合せずに開放創として，二次治癒させると言われていた．しかし，最近では，顔面は血行がよいため，24時間以内であれば一次閉鎖が可能であるとされている[3]．汚染創であっても感染のリスクをよく説明したうえで，十分な洗浄と最小限のデブリードマンを行い，縫合糸の間隔を粗にして，ドレナージを促す対処をしたうえで縫合する．

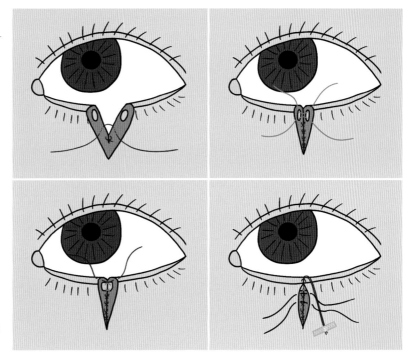

図 7.
a：結膜側を縫合
b：瞼板を縫合
c：gray line を縫合
d：表皮縫合
（文献 5 より引用改変）

咬創，golden time を経過した創部や土壌で著しく汚染させた創部など，汚染が強い場合は破傷風ワクチンの接種も検討する．

5．後療法

術当日は，出血や血腫予防のため，油性軟膏塗布しガーゼによる圧迫を行う．きちんと真皮縫合ができていれば，術翌日から洗顔なども許可する．抜糸は縫合糸痕の残存を軽減するため，通常5〜7日後に行う．真皮縫合されていない場合は，隣接する糸を残して半抜糸を行い，創の癒合状態を確認してから全抜糸を行う．抜糸は糸を切った後，創縁が開く方向に力がかからないように，糸の結節部を創の方向に引き抜くようにする（図6）．

抜糸後は創に加わる張力の減張目的に3 M™マイクロポア™スキンサージカルテープなどでテーピングを行う．3日ごとに交換し，顔面では可能な限り，3ヶ月間継続するなどの指示をする．瘢痕を引き寄せるように瘢痕と直交するように貼る．少し重ねて貼ると一塊に剝がしやすくなる．剝がすときは瘢痕が開く方向に力が加わらないように瘢痕の方向に沿って剝がす．また，日焼けによる色素沈着の防止目的に，日焼け止めによる遮光を指示する．

部位による特徴

1．眉毛部

生え際の段差が生じないように縫合する[4]．また，毛根の損傷を避けるため，真皮縫合は控えめにする．眉毛外側の損傷では顔面神経側頭枝の損傷に注意する．眉毛内の瘢痕は必ず残ってしまうことを縫合時に説明しておいたほうが良い．

2．眼　瞼

眼瞼部は身体の中でもっとも真皮が薄いため，真皮縫合は行わない．真皮縫合をしなくても，瘢痕は目立たなくなるため，細いモノフィラメント糸での縫合で十分なことが多い．瞼縁近くを縫合する場合，結紮した糸の断端が眼球に接触しないように注意する．創が瞼縁に及ぶ場合は術後のnotching を防止するためにも gray line を合わせることが重要である[5]．Gray line の結紮糸は眼球に当たらないように長めに残し，テープで固定する（図7）．

結膜側に創が及ぶ場合は，粘膜側に結び目が露出しないように6-0バイクリル®などで埋没縫合を行う．上眼瞼の外傷後に眼瞼下垂が生じている場合は，眼瞼挙筋腱膜が断裂される可能性があるため，挙筋機能の有無を調べる．開瞼不能の場合

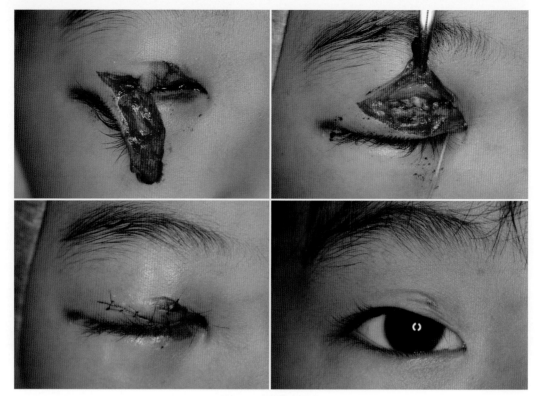

図 8. 眼瞼挙筋断裂
a：フックに引っ掛け受傷．上眼瞼全層の損傷
b：眼瞼挙筋腱膜同士を縫合
c：閉創時
d：術後 1 年後．開瞼は概ね良好である

a | b
c | d

は断裂を疑う．眼瞼挙筋の損傷が疑われた場合
は，皮膚のみをごく少量で局所麻酔し，創内で収
縮する挙筋腱膜を同定する．深部まで局所麻酔を
してしまうと，筋の収縮が抑制され腱膜の同定が
困難となることがある．評価が難しい場合，MRI
による診断が有用との報告もある[6]．断裂が確認
されれば，挙筋腱膜の縫合を行う（図8）．

3．口　唇

口唇部は赤唇と白唇に分けられ，その境界部に
膜皮膚隆起線(white skin roll)が存在する．また，
赤唇は赤唇皮膚(dry lip)と赤唇粘膜(wet lip)と
に分けられる．縫合に関しては，これらの境界に
段差が生じないように心掛ける．エピネフリン入
りの局所麻酔をしてしまうと赤唇が白くなり，白
唇との境界が不明瞭になるため，局所麻酔前に
マーキングをしておく．赤唇粘膜の縫合はバイク
リル®などの吸収性撚糸を用いる．

イヌ咬傷による口唇の組織欠損はしばしばみら

れる外傷であるが，弁状創を元に戻すにとどめ，
無理に縫合せずに保存的に治癒させる．

4．耳　介

耳介は血行が豊富であるため，損傷が激しく組
織片に血流を認めない場合でも生着する可能性が
あるため，解剖学的に正しい位置に戻して縫合す
る．軟骨は縫合糸で裂けやすいため，水平マット
レス縫合などを用いて縫合する．耳介の完全断裂
の場合では，顕微鏡下での血管吻合により再接着
が可能な場合もあるため，治療はマイクロサー
ジャンに委ねる（図9）．

耳介血腫は，放置により血腫が瘢痕化し耳介の
変形（カリフラワー耳）を残すことがある．このた
め，血腫を穿刺するか切開圧出した後，直針の2-
0モノソフ®などを用いて耳介全層で糸をかけて，
耳介の表と裏のガーゼを固定するボルスター固定
を行う（図10）．皮膚と下床がしっかり癒着するま
で1週間程度圧迫固定を継続する．固定の締め付

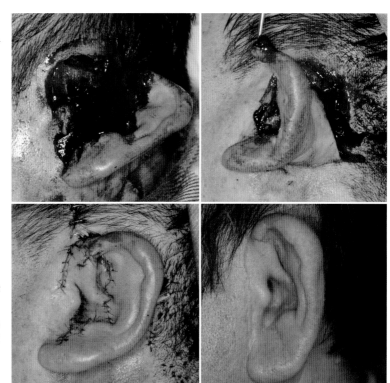

a	b
c	d

図 9.
耳介不全切断
　a：交通事故で受傷
　b：耳介後部尾側の皮膚 1/3 が
　　　茎として残存
　c：中枢側の挫滅が強いため
　　　浅側頭動脈を切断片の動脈に
　　　吻合
　d：術後 4 ヶ月後

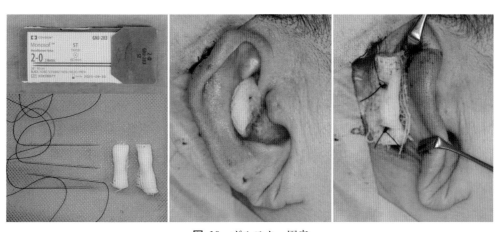

図 10. ボルスター固定

けが強すぎると，血流不全から皮膚壊死を生じる可能性があるため注意する．

局麻下での鼻骨骨折

　鼻骨骨折は顔面骨骨折の中でもっとも頻度が高い．X 線での診断も可能であるが，整復の適応を判断するには CT 撮影が望ましい．鼻骨は比較的早期に骨癒合しやすいため，受傷後 14 日までの整復が望ましい．徒手整復は疼痛が強いため，我々は基本的に全身麻酔下で行っている．ただし，本

人の希望が強い場合は局所麻酔下に行うこともある．

　局所麻酔は，まず出血予防と鼻粘膜の腫脹予防に 5,000 倍ボスミン液を 4％キシロカインに加えた表面麻酔剤をコメガーゼに浸して鼻腔内に 20 分間留置する．前篩骨神経や翼口蓋神経節の分枝を浸潤で麻酔した後，エピネフリン添加の麻酔薬を用いて，骨折部皮下と粘膜に直接注入し，眼窩下神経と滑車下神経をブロックする．

　整復にはワルシャム鉗子やメスホルダーなどを

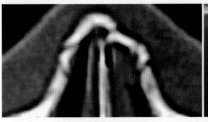 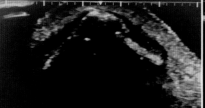 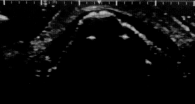

| a．受傷時の CT | b．整復前のエコー | c．整復後のエコー |

図 11.

用いることが多い．整復の確認には超音波検査が有用である[7]~[10]．偏位の少ない症例でも整復評価が容易になる（図 11）．超音波検査に際して，外鼻は凹凸があるため，ゲルパッドを用いる方法[7]，エコーゼリーを多めにする方法[8]，特殊な L 型プローベを用いる方法[9]，外鼻形態に合わせた音響カップリング材を用いる方法[10]などが報告されている．整復後，内固定として鼻骨粘膜下に軟膏ガーゼを挿入する．ガーゼの入れ過ぎは広鼻になるので注意する．外固定にはデンバースプリントやスプリント材（アクアプラスト）などのシーネを当てる．垂直板の偏位が強い症例では，整復後の後戻りが生じやすいため，ピンニング法を行っている[11]．内固定は 1 週間，外固定は終日 1 週間とその後就寝時のみ 1 週間行っている．

まとめ

顔面外傷における初期治療と顔面の各部位，重要臓器損傷に対する治療法，鼻骨骨折について述べた．顔面外傷は整容性や機能面においても初期治療が重要である．救急外来での治療の限界についても認識し，必要があれば形成外科医との連携を図ることも重要である．

文　献

1) 三川信之：真皮縫合，創の縫合法．形成外科, **55**（増刊）：S27-S29, 2012.
2) 尾﨑　峰：皮膚縫合術，形成外科特有の手術手技．尾﨑　峰（編）：13 26, 超入門形成外科・美容外科手術．メディカ出版, 2018.
   [Summary] 形成外科の種々の基本手技が写真と動画で詳述されている．
3) 田中一郎，藤野豊美：顔面皮膚・軟部組織損傷の治療．形成外科, **39**（増刊）：S171-S176, 1996.
4) 前川二郎：顔面軟部組織損傷．PEPARS, **4**：8-14, 2005.
5) 小泉拓也，小室裕造：顔面軟部組織損傷．PEPARS, **61**：82-89, 2012.
6) 嘉島信忠，山田貴之，今川幸宏：挙筋および涙道損傷の再建方法，頭部・顔面の形成外科．形成外科, **52**（増刊）：S69-S75, 2009.
   [Summary] 眼瞼挙筋断裂の MRI による診断方法や眼瞼挙筋・涙小管損傷の実際の手術方法について詳述されている．
7) 清水　梓，新行内芳明，平井春那ほか：鼻骨骨折徒手整復における術中超音波検査の有用性．日形会誌, **40**：643-647, 2020.
   [Summary] ゲルパッドを用いた術中超音波検査を併用することにより，手術までの待機日数が短縮された．
8) 辻元賢樹，川北育子，大崎健夫ほか：鼻骨骨折整復術における術中エコー検査の使用経験とその有用性の検討．形成外科, **57**：1157-1163, 2014.
9) 佐藤瑠美子，名取悠平，堀口雅敏ほか：鼻骨骨折整復固定術における L 字型プローブを用いた術中超音波検査の有用性について．日形会誌, **35**：12-18, 2015.
10) 副島一孝，北澤義彦，野崎幹弘ほか：鼻骨骨折整復術時の術中超音波診断の有用性について．形成外科, **46**：1059-1065, 2003.
11) 島田賢一，亀井康二：鼻骨骨折のキルシュナー鋼線固定法と CT 像による評価．日形会誌, **16**：314-319, 1996.

好評

臨床実習で役立つ

形成外科診療・救急外来処置
ビギナーズマニュアル

―日医大形成外科ではこう学ぶ！―

編集　小川　令 日本医科大学形成外科主任教授

2021 年 4 月発行　B5 版　オールカラー　定価 7,150 円（本体 6,500 円＋税）　306 頁

臨床の現場で活きる診察法から基本的な処置法・手術法を、日医大形成外科の研修法網羅した入門書。各疾患の押さえておくべきポイント・注意事項が箇条書き記述でサッと確認でき、外科系医師にも必ず役立つ一書です。

約 120 問の確認問題で医学生の国家試験対策にもオススメ!

目次

I. 外来患者の基本的診察法
1. 病歴の聴取と診察
2. インフォームド・コンセントと写真撮影
3. 患者心理
4. 外傷の診断
5. 炎症性疾患の診断（炎症性粉瘤、蜂窩織炎、陥入爪）
6. 熱傷・凍傷の診断
7. ケロイド・肥厚性瘢痕・瘢痕拘縮の診断
8. 顔面骨骨折の診断
9. 四肢外傷の診断
10. 下肢慢性創傷の診断
11. 褥瘡の診断
12. 体表面の先天異常の診断
13. 体表面の腫瘍の診断
14. 血管腫の診断
15. リンパ浮腫の診断
16. 眼瞼下垂の診断
17. 性同一性障害の診断
18. 美容外科の診断

II. 基本的外来処置法
1. 外来・処置の医療経済
2. 洗浄と消毒
3. 局所麻酔と皮膚縫合法
4. 粉瘤や爪処置
5. 慢性創傷処置
6. 創傷被覆材と外用薬・内服薬
7. 四肢外傷処置
8. 熱傷処置
9. ケロイド・肥厚性瘢痕の外来処置
10. リンパ浮腫の外来処置
11. レーザー治療

III. 基本的手術法
1. 血管吻合
2. 神経縫合
3. 植皮術
4. W 形成術・Z 形成術
5. 局所皮弁術
6. 遊離皮弁術
7. 軟骨・骨移植
8. 熱傷手術
9. ケロイド・肥厚性瘢痕・瘢痕拘縮手術
10. 顔面骨骨折手術
11. 先天異常顔面骨手術
12. 体表面の先天異常手術
13. 慢性潰瘍手術
14. 頭頚部再建手術
15. 顔面神経麻痺手術
16. 皮膚・軟部腫瘍再建手術
17. 乳房再建手術
　a) インプラントによる乳房再建
　b) 自家組織などによる乳房再建
18. リンパ浮腫手術
19. 眼瞼下垂手術
20. 性同一性障害手術
21. 美容外科手術

内容紹介動画もぜひご覧ください！

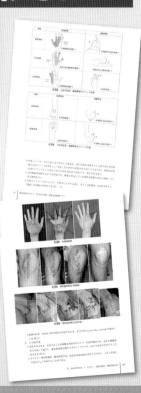

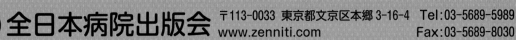

全日本病院出版会　〒113-0033 東京都文京区本郷 3-16-4　Tel:03-5689-5989
www.zenniti.com　　Fax:03-5689-8030

ENT〇NI No.244

2020年4月増刊号

耳鼻咽喉科の
問診のポイント
―どこまで診断に近づけるか―

編集主幹 市川銀一郎・小林俊光
編集企画 羽藤直人

全日本病院出版会

耳鼻咽喉科の
問診のポイント
―どこまで診断に近づけるか―

外来診療にて効率的に正確に診断できるような問診のポイント、また問診の大切さを再認識すべき代表的な18疾患について経験豊富なスペシャリストにより問診術を伝授！

[編集企画]
羽藤直人（愛媛大学教授）
[定 価]
5,940 円（本体 5,400 円＋税）

エントーニ
No.244

2020年
増刊号
152 頁

←詳しくはこちらを
ご覧下さい。

CONTENTS

Ⅰ．知っておきたい問診のポイント
　1．WEB 問診の仕組みと使い方
　2．便利な耳鼻咽喉科の問診票テンプレート
　　　－ OPQRST とは－
　3．小児・親への問診のポイント
　4．外国人への英語問診のポイント
Ⅱ．診断精度を上げる問診のポイント
　1．急性中耳炎・滲出性中耳炎が疑われる場合の
　　　問診のポイント
　2．慢性中耳炎・真珠腫性中耳炎が疑われる場合
　　　の問診のポイント
　3．突発性難聴・急性低音障害型感音難聴が疑わ
　　　れる場合の問診のポイント
　4．騒音性難聴・加齢性難聴が疑われる場合の問
　　　診のポイント
　5．メニエール病が疑われる場合の問診のポイント

　6．BPPV、PPPD が疑われる場合の問診のポイント
　7．顔面神経麻痺が疑われる場合の問診のポイント
　8．アレルギー性鼻炎が疑われる場合の問診の
　　　ポイント
　9．慢性副鼻腔炎が疑われる場合の問診のポイント
　10．鼻出血に対する問診のポイント
　11．嗅覚障害に対する問診のポイント
　12．味覚障害に対する問診のポイント
　13．扁桃周囲膿瘍・急性喉頭蓋炎が疑われる場合
　　　の問診のポイント
　14．扁桃病巣感染症・慢性扁桃炎が疑われる場合
　　　の問診のポイント
　15．睡眠時無呼吸症候群が疑われる場合の問診の
　　　ポイント
　16．発声障害に対する問診のポイント
　17．嚥下障害に対する問診のポイント
　18．頭頸部腫瘤に対する問診のポイント

CONTENTS

急性期めまいの対応
精密平衡機能検査
新しい平衡機能検査 － vHIT と VEMP －
メニエール病
遅発性内リンパ水腫
後半規管型 BPPV
外側半規管型 BPPV
前庭神経炎
両側前庭機能障害
外リンパ瘻

めまいを伴う突発性難聴
前庭性片頭痛
上半規管裂隙症候群
脳脊髄液漏出症
持続性知覚性姿勢誘発めまい（PPPD）
起立性調節障害とめまい
聴神経腫瘍とめまい
小脳脳幹障害
　1．脳血管障害
　2．変性疾患など
慢性めまいへの対応

2020年
増大号
156 頁

エントーニ
No.249

[編集企画]
將積日出夫（富山大学教授）
[定 価]
5,280 円（本体 4,800 円＋税）

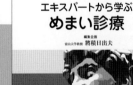
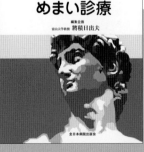

ENT〇NI 249
2020年9月
エキスパートから学ぶ
めまい診療
編集企画 富山大学教授 將積日出夫
全日本病院出版会

エキスパートから学ぶ
めまい診療

めまいの急性期から慢性めまいの診療に必要な検査、診断基準、治療法に関する最新の情報を、めまいのエキスパートによりまとめられた 1 冊！

全日本病院出版会

〒113-0033 東京都文京区本郷 3-16-4　Tel：03-5689-5989
www.zenniti.com
Fax：03-5689-8030

第 39 回 日本東方医学会

開催日：2021 年 11 月 28 日（日）　10 時 00 分～16 時 30 分

会　場：御茶ノ水ソラシティカンファレンスセンター　ソラシティホール 2 階

　　　　　（東京都千代田区神田駿河台 4-6）

会　頭：北西　剛（きたにし耳鼻咽喉科院長・日本アーユルヴェーダ学会理事長）

主　催：一般財団法人東方医療振興財団　　**後　援**：厚生労働省・日本医師会

メインテーマ：「耳・鼻からはじまる健幸長寿～本邦初！東方の叡智が集結」

参加方法：会場参加もしくは WEB 参加

プログラム

一般口演：13 題（漢方・鍼灸，総論・その他）

会頭講演

　「温故知新の耳鼻咽喉科」北西　剛

教育講演

　「東洋医学の謎を解く新たな臓器『ファシア』」

　建部陽嗣（国立研究開発法人　量子科学技術研究開発機構　量子医科学研究所　脳機能イメージング
　　　　　研究部，研究員）

シンポジウム

　テーマ：「漢方・アーユルヴェーダ・チベット　東方医学の叡智集結」

　　奈良和彦（東邦大学医学部東洋医学研究室 医療センター大森病院東洋医学科，助教）

　　小川　康（森のくすり塾，代表）

　　澁谷るみ子（株式会社スヴァルナ・アーユルヴェーダ，代表/一般社団法人アーユルヴェーダ
　　　　　　生命科学研究所，代表理事）

参加費：（事前申込み）

　会員：7,000 円，非会員：10,000 円，学生：1,000 円，同行の事務員・看護師：3,000 円

　2020・2021 年度入会者　無料（日本東方医学会員募集中！）

【学会事務局】

　（一財）東方医療振興財団内　日本東方医学会事務局

　TEL 03-6264-3015（平日 10～16 時）/FAX 03-6264-3016

　HP https://www.jptoho.or.jp/　　E-Mail gakkai@jptoho.or.jp

FAX による注文・住所変更届け

改定：2015 年 1 月

　毎度ご購読いただきましてありがとうございます．

　読者の皆様方に小社の本をより確実にお届けさせていただくために，FAX でのご注文・住所変更届けを受けつけております．この機会に是非ご利用ください．

◇ご利用方法

　FAX 専用注文書・住所変更届けは，そのまま切り離して FAX 用紙としてご利用ください．また，注文の場合手続き終了後，ご購入商品と郵便振替用紙を同封してお送りいたします．**代金が 5,000 円をこえる場合，代金引換便とさせて頂きます．**その他，申し込み・変更届けの方法は電話，郵便はがきも同様です．

◇代金引換について

　本の代金が 5,000 円をこえる場合，代金引換とさせて頂きます．配達員が商品をお届けした際に，現金またはクレジットカード・デビットカードにて代金を配達員にお支払い下さい(本の代金＋消費税＋送料)．（※年間定期購読と同時に 5,000 円をこえるご注文を頂いた場合は代金引換とはなりません．郵便振替用紙を同封して発送いたします．代金後払いという形になります．送料は定期購読を含むご注文の場合は頂きません）

◇年間定期購読のお申し込みについて

　年間定期購読は，1 年分を前金で頂いておりますため，代金引換とはなりません．郵便振替用紙を本と同封または別送いたします．送料無料，また何月号からでもお申込み頂けます．

　毎年末，次年度定期購読のご案内をお送りいたしますので，定期購読更新のお手間が非常に少なく済みます．

◇住所変更届けについて

　年間購読をお申し込みされております方は，その期間中お届け先が変更します際，必ずご連絡下さいますようよろしくお願い致します．

◇取消，変更について

　取消，変更につきましては，お早めに FAX，お電話でお知らせ下さい．

　返品は，原則として受けつけておりませんが，返品の場合の郵送料はお客様負担とさせていただきます．その際は必ず小社へご連絡ください．

◇ご送本について

　ご送本につきましては，ご注文がありましてから約 1 週間前後とみていただきたいと思います．お急ぎの方は，ご注文の際にその旨をご記入ください．至急送らせていただきます．2〜3 日でお手元に届くように手配いたします．

◇個人情報の利用目的

　お客様から収集させていただいた個人情報，ご注文情報は本サービスを提供する目的(本の発送，ご注文内容の確認，問い合わせに対しての回答等)以外には利用することはございません．

　その他，ご不明な点は小社までご連絡ください．

株式会社　全日本病院出版会　　〒113-0033 東京都文京区本郷 3-16-4-7F
電話 03(5689)5989　FAX03(5689)8030　郵便振替口座 00160-9-58753

年　月　日

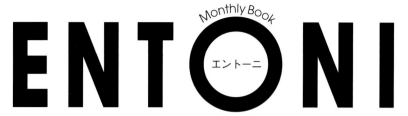

Monthly Book

ENTONI
エントーニ

FAX 専用注文書

「Monthly Book ENTONI」誌のご注文の際は，このFAX専用注文書もご利用頂けます．また電話でのお申し込みも受け付けております．毎月確実に入手したい方には年間購読申し込みをお勧めいたします．また各号1冊からの注文もできますので，お気軽にお問い合わせください．

バックナンバー合計
5,000円以上のご注文
は代金引換発送

―お問い合わせ先―
㈱全日本病院出版会 営業部
電話 03(5689)5989　　FAX 03(5689)8030

| □年間定期購読申し込み　　No.　　　　から |

| □バックナンバー申し込み |

No.	－	冊	No.	－	冊	No.	－	冊	No.	－	冊
No.	－	冊	No.	－	冊	No.	－	冊	No.	－	冊
No.	－	冊	No.	－	冊	No.	－	冊	No.	－	冊
No.	－	冊	No.	－	冊	No.	－	冊	No.	－	冊

□他誌ご注文

	冊		冊

お名前	フリガナ	診療科
	印	

ご送付先	〒　　－
	□自宅　　□お勤め先

電話番号	□自宅 □お勤め先

FAX 03-5689-8030 全日本病院出版会行

年　　月　　日

住 所 変 更 届 け

お 名 前	フリガナ	
お客様番号		毎回お送りしています封筒のお名前の右上に印字されております8ケタの番号をご記入下さい。
新お届け先	〒　　　　　都道府県	
新電話番号	（　　　　　）	
変更日付	年　　月　　日より	月号より
旧お届け先	〒	

※ 年間購読を注文されております雑誌・書籍名に✓を付けて下さい。

- ☐ Monthly Book Orthopaedics（月刊誌）
- ☐ Monthly Book Derma.（月刊誌）
- ☐ 整形外科最小侵襲手術ジャーナル（季刊誌）
- ☐ Monthly Book Medical Rehabilitation（月刊誌）
- ☐ Monthly Book ENTONI（月刊誌）
- ☐ PEPARS（月刊誌）
- ☐ Monthly Book OCULISTA（月刊誌）

FAX 03-5689-8030

全日本病院出版会行

通常号⇒2,500 円＋税
※No.215 以前発行のバックナンバー,
　各目次等の詳しい内容は HP
　（www.zenniti.com）をご覧下さい.

編集顧問：	本庄　　巌	京都大学名誉教授
編集主幹：	小林　俊光	仙塩利府病院 耳科手術センター長
	曾根 三千彦	名古屋大学教授
	香取　幸夫	東北大学教授

No. 264　編集企画：
須納瀬 弘　東京女子医科大学
　　　　　　東医療センター教授

Monthly Book ENTONI No.264

2021 年 11 月 15 日発行（毎月 1 回 15 日発行）
定価は表紙に表示してあります.
Printed in Japan

発行者　　末 定 広 光
発行所　　株式会社　全日本病院出版会
〒 113-0033 東京都文京区本郷 3 丁目 16 番 4 号 7 階
　　　　電話（03）5689-5989　Fax（03）5689-8030
　　　　郵便振替口座 00160-9-58753

印刷・製本　三報社印刷株式会社　　電話（03）3637-0005
広告取扱店　㈱日本医学広告社　　　電話（03）5226-2791

© ZEN・NIHONBYOIN・SHUPPANKAI, 2021

・本誌に掲載する著作物の複製権・翻訳権・上映権・譲渡権・公衆送信権（送信可能化権を含む）は株式会社
　全日本病院出版会が保有します.
・ JCOPY ＜ (社) 出版者著作権管理機構　委託出版物＞
　本誌の無断複写は著作権法上での例外を除き禁じられています. 複写される場合は, そのつど事前に, (社) 出版
　者著作権管理機構（電話 03-5244-5088, FAX 03-5244-5089, e-mail: info@jcopy.or.jp）の許諾を得てください.
　本誌をスキャン, デジタルデータ化することは複製に当たり, 著作権法上の例外を除き違法です. 代行業者等
　の第三者に依頼して同行為をすることも認められておりません.